MON CAHI

SOINS AU NATUREL

LES PLANTES POUR SE SOIGNER !

ÉCRIT PAR
Virginie Peytavi

ILLUSTRÉ PAR
Alice Wietzel & Audrey Bussi

SOLAR

SOMMAIRE

INTRODUCTION

Les plantes sous toutes leurs formes les huiles essentielles (HE), les hydrolats et autres produits naturels comme les produits de la ruche, les huiles végétales ou l'argile recèlent de nombreux bienfaits ! Aujourd'hui, les plantes reviennent en force grâce à leurs actions thérapeutiques et surtout à leur innocuité.

Trop simples pour être efficaces ? Savez-vous qu'une tasse d'infusion, selon la plante utilisée, peut représenter l'équivalent de 3 à 5 gélules ? Vous pouvez apporter à votre organisme des principes actifs puissants sous des formes douces et naturelles, en harmonie avec votre fonctionnement biologique. L'utilisation des produits naturels n'est plus synonyme de recettes de grand-mère, mais d'une démarche moderne et cohérente avec notre époque. La phytothérapie est aujourd'hui considérée comme une discipline complémentaire à la médecine classique, fondée sur la recherche scientifique et clinique.

Être autonome dans la prise en charge de votre bien-être et de certains troubles, vous donner les moyens d'améliorer votre quotidien avec discernement, c'est tout l'intérêt de cet ouvrage et la promesse de la nature ! Grâce à ce cahier, vous allez apprendre à utiliser les produits naturels les plus efficaces en fonction de vos besoins, toute l'année !

Découvrez comment soigner simplement vos petits maux du quotidien grâce à des traitements ciblés 100 % naturels, des conseils pratiques et des gestes efficaces, pour chaque saison : renforcer votre immunité, venir à bout d'une sinusite, calmer la toux, choisir le bon remède en cas de fièvre, améliorer votre digestion, apaiser votre anxiété, mieux dormir, vaincre la fatigue, soulager vos petits déséquilibres hormonaux ou encore embellir votre peau ou prendre soin de vos ongles…

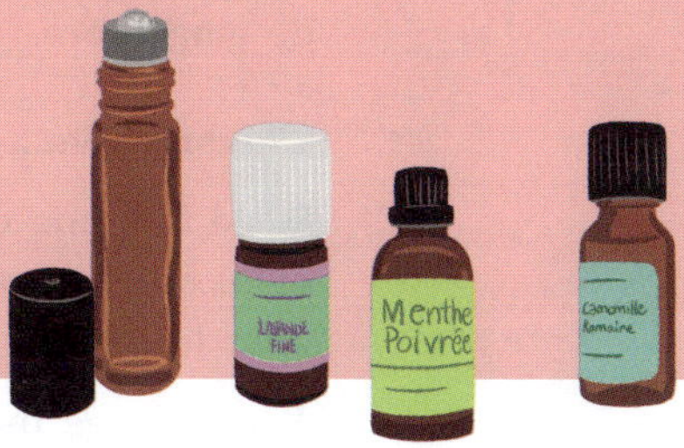

AVERTISSEMENT

Ce livre ne se substitue pas à un avis médical. L'utilisation des plantes médicinales n'est pas anodine, vérifiiez qu'il n'y a pas de contre-indications ou d'interactions avec des médicaments. Sauf sur avis médical, les huiles essentielles ne doivent pas être utilisées lors de la grossesse ni chez les jeunes enfants.

L'auteur et l'éditeur dégagent toute responsabilité concernant les conséquences d'une mauvaise utilisation ou d'une utilisation abusive des informations qui figurent dans cet ouvrage.

Test

COMMENT JE PRENDS SOIN DE MA SANTÉ ?

Comment soutenez-vous votre santé au quotidien naturellement ? Comment agissez-vous face à certains maux ? Faites le point sur vos habitudes de soin pour aller plus loin et découvrir de nouveaux gestes santé que vous adopterez naturellement.

Vous avez attrapé un coup de soleil...

● Je me tartine de gel d'aloès avec 1 goutte d'HE de lavande officinale.

■ Je dégaine ma crème Biafine© comme chaque été...

■ ▲ Je pose des tranches de tomates sur ma peau.

On vous offre une huile essentielle d'eucalyptus...

● Oui, mais laquelle ?

■ ▲ Je pourrais peut-être la mettre dans mon diffuseur, l'eucalyptus est un super désinfectant respiratoire.

■ ▲ Je la sens pour savoir si son odeur me plaît.

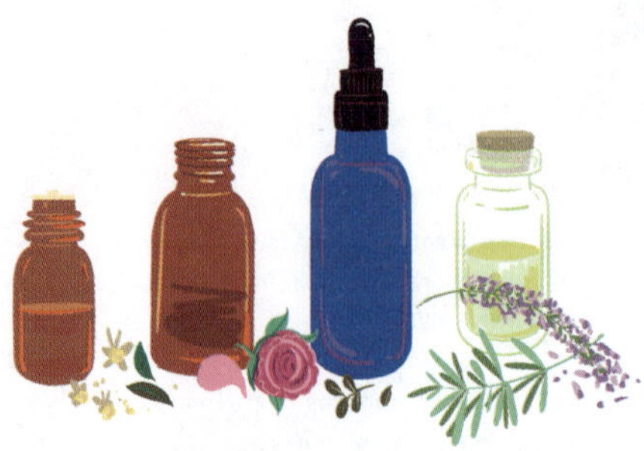

Vous achetez un hydrolat...

▲ C'est quoi ?

■ Pour l'utiliser en lotion pour ma peau irritée.

● Pour l'utiliser en lotion pour ma peau et pour le boire en petite cure détox.

Quel est votre réflexe en cas de constipation ?

■ ▲ je mange des pruneaux et des graines de lin et je bois beaucoup.

■ Je prends un laxatif.

● J'utilise du psyllium, je bois beaucoup et je prends 1 goutte d'HE de gingembre.

L'hiver arrive...

● Je fais une cure de vitamines C et D, de zinc et de magnésium pour le stress.

▲ Je mange beaucoup de soupes pleines d'ail et de sauge.

■ Je protège ma peau avec une crème spéciale enrichie en vitamine E.

Votre objectif santé au naturel…

■ Savoir enfin utiliser les HE que j'ai dans mon placard, toute l'année et en toute occasion.

■ ▲ ● Prendre en main mes problèmes de sommeil, sans somnifères !

■ ▲ ● Réduire les médicaments quand c'est possible et choisir des ingrédients plus naturels tout aussi efficaces.

Vous décidez de prendre un complément alimentaire contre la fatigue…

■ ▲ Je regarde la liste des ingrédients, mais je ne comprends pas toujours tout…

● Je me renseigne sur Internet à propos du dosage.

■ ▲ Je demande l'avis d'un spécialiste.

Vous achetez une huile essentielle de romarin pour une cure détox automnale…

■ Je choisis la moins chère possible.

▲ ● Je la choisis attentivement, je sais qu'il existe différents types chimiques et qu'on ne peut pas faire n'importe quoi !

● Uniquement en pharmacie, parapharmacie ou magasin bio, en faisant attention à ce qu'elle soit conservée correctement (pas derrière une vitrine en plein soleil).

Faites les comptes !

■	▲	●

Vous avez une majorité de ■ :

Vous êtes sur la bonne voie !

Vous avez conscience de l'importance de privilégier les produits naturels pour prendre soin de vous et vous faites instinctivement attention à ce que vous utilisez, notamment pour vos cosmétiques. Vous pouvez aller encore plus loin. Mettez à profit votre bon sens dans la prise en charge de votre santé au naturel, des soins de votre peau et de vos cheveux et jusqu'aux solutions face aux maux de l'hiver. Un univers s'ouvre à vous !

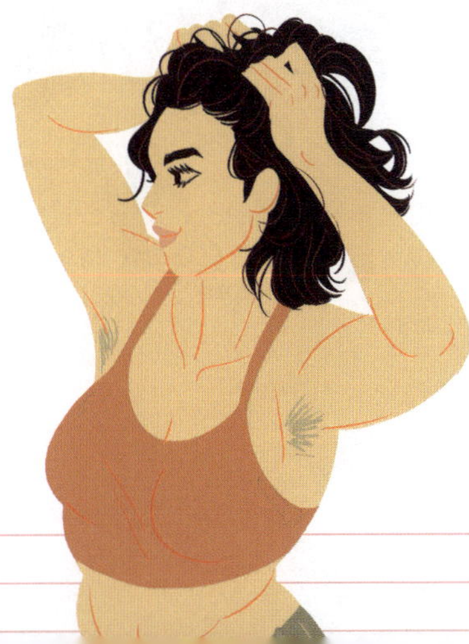

Vous avez une majorité de ▲ : **Vous avez le sens écologique face à vos petits problèmes de santé !**

Vous faites attention à ce que vous mangez, vous privilégiez les aliments de qualité, et c'est la moitié du chemin. Vous avez surtout besoin d'informations sérieuses concernant les utilisations possibles des produits naturels et leur efficacité pour faire de la green attitude votre nouvel art de vivre ! Découvrez le rôle essentiel du terrain physiologique dans votre santé, mais aussi les aliments, nutriments, vitamines et produits naturels 100 % clean qui boostent votre santé et vos défenses immunitaires, ainsi que toutes les solutions naturelles pour traiter les maux, toute l'année, de l'égratignure aux gros virus !

Vous avez une majorité de ● : **Vous avez des bases solides et pouvez aller plus loin !**

Vous avez déjà mis en œuvre certaines solutions naturelles, et vous avez la motivation pour aller encore plus loin et devenir plus autonome encore dans la prise en charge de votre santé et de votre bien-être au quotidien. Bientôt vous saurez identifier les différences entre extraits de plantes fraîches, hydrolats et huiles essentielles, vous saurez utiliser les plantes en infusion ou en décoction, distinguer les caractéristiques et vertus d'une plante en fonction de son chémotype (ou carte d'identité) pour un usage totalement « safe »... Vous n'avez plus qu'à suivre nos nombreux conseils experts pour améliorer votre digestion, soulager vos allergies, désinfecter vos plaies, traiter votre peau acnéique ou encore adopter une green routine pour une chevelure soyeuse... Engagez-vous dans un self-care efficace et totalement naturel !

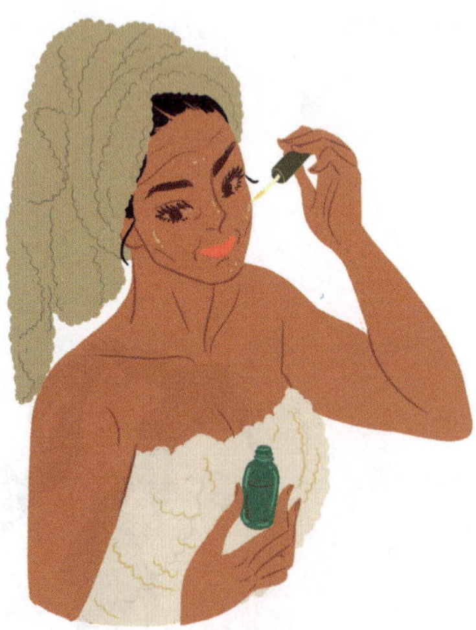

CHAPITRE 1

Bien-être, plantes et santé : les fondamentaux

Notre organisme doit faire face aux nombreux polluants présents dans notre alimentation, l'air ambiant, les produits d'hygiène et de beauté ou même les médicaments… Avec le temps, notre corps accumule des substances toxiques (même à très faibles doses) : métaux lourds, pesticides, hormones, la liste est longue ! Être en « bonne » santé consiste à soutenir ponctuellement notre organisme et à maintenir son équilibre. Les plantes ont, dans cet objectif, bien des vertus pour nous guérir, pourvu qu'on sache les utiliser à bon escient ! Suivez le guide !

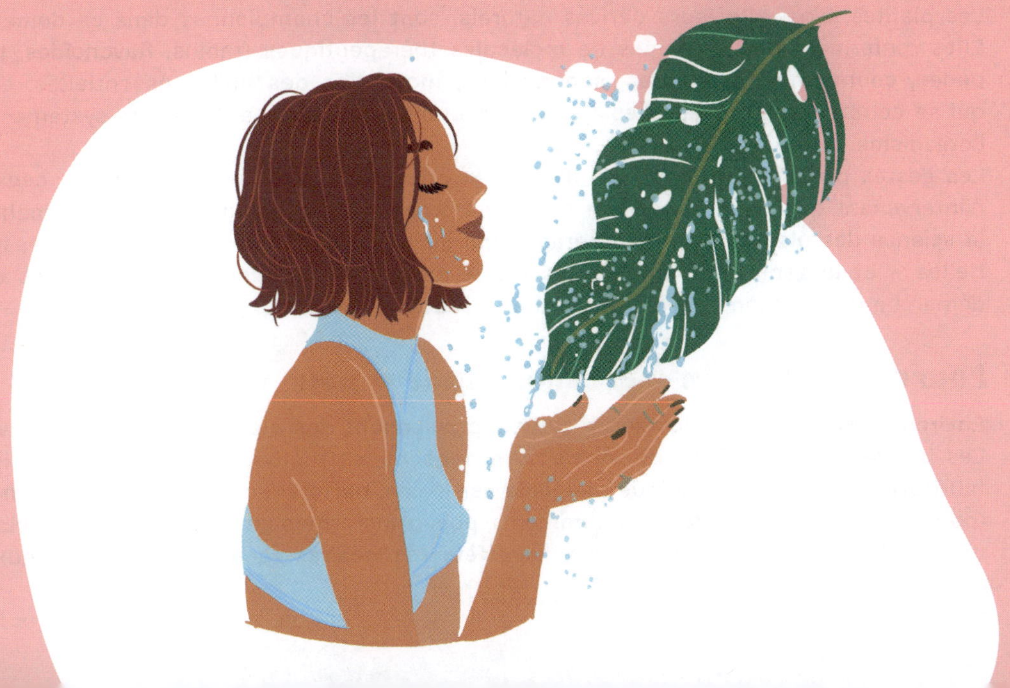

UNE BONNE SANTÉ NATURELLEMENT

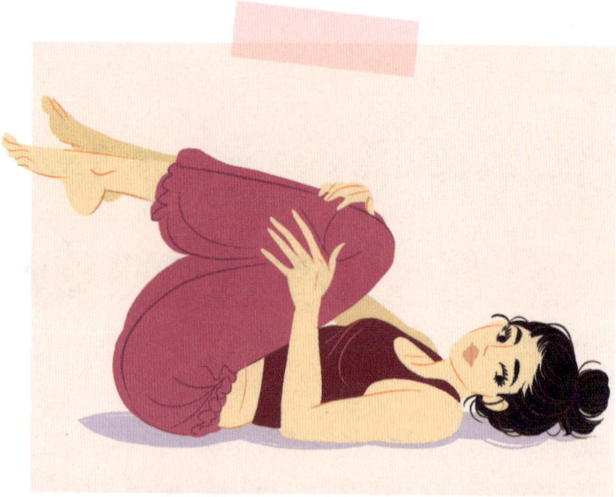

La surconsommation de médicaments dans nos sociétés est la conséquence de la méconnaissance des possibilités offertes par les produits naturels. Après avoir été dédaignées au profit de molécules chimiques reconstituées, les plantes médicinales sous leurs différentes formes (gélules, teintures, huiles essentielles, etc.) sont aujourd'hui reconnues comme sources d'activités thérapeutiques efficaces. Les études scientifiques, encore trop peu nombreuses, permettent d'établir leurs effets bénéfiques sur l'organisme.

Évidemment, une bonne santé se mesure de manière globale, en considérant le bien-être physique autant que psychique. La puissance de l'influence du psychisme sur l'organisme est aujourd'hui bien établie (la preuve avec les effets placebo qui aident à guérir ou nocebo qui nous rendent malades). Corps, émotions et pensées sont subtilement reliés et, là aussi, les plantes sont de précieuses alliées puisqu'elles ont une action à ces différents niveaux, notamment les huiles essentielles, qui peuvent toucher directement le siège des émotions...

Le secret d'une bonne santé : la prévention toute l'année

La prévention consiste à favoriser et à stimuler les mécanismes de défense naturels. Les plantes, ainsi que leurs dérivés naturels, sont les championnes dans ce domaine. Elles renferment des centaines de molécules thérapeutiques (tanins, flavonoïdes, terpènes, coumarines, alcaloïdes, saponosides, molécules des huiles essentielles, etc.) qui se combinent entre elles et agissent favorablement sur les différents systèmes de l'organisme.

Les gestes préventifs permettent d'éviter la prise excessive de médicaments, ceux-ci n'intervenant qu'après l'apparition des symptômes... C'est aujourd'hui incontournable : la science des plantes ou phytothérapie (qui inclut l'aromathérapie – les huiles essentielles – et la gemmothérapie – les élixirs à base de bourgeons) s'inscrit dans une démarche complémentaire et s'intègre à la pratique médicale globale.

Pourquoi choisir la « green attitude » pour se soigner ?

Environ 70 % de nos médicaments actuels proviennent des plantes ou en sont dérivés. Les laboratoires extraient, copient et synthétisent les molécules végétales pour leur fabrication. Une seule et unique molécule est isolée, parfois reconstituée chimiquement (pour des raisons industrielles notamment), puis transformée en médicament pour cibler un symptôme. Cela entraîne parfois des effets secondaires gênants, voire dangereux.

Au contraire, l'utilisation de la plante entière sous sa forme naturelle, avec sa composition complète et la grande diversité de ses molécules, favorise l'optimisation de l'activité pharmacologique. C'est cette synergie entre ses différents composants qui rend la préparation efficace, supérieure à l'action d'une seule de ses molécules isolées. On connaît par exemple les effets secondaires néfastes des anti-inflammatoires non stéroïdiens comme l'aspirine au niveau du système digestif. Ceux-ci n'existent pas avec la plante nommée reine-des-prés (*Spirea ulmaria*), dont les salicylés sont à la base de l'aspirine.
L'utilisation avisée des plantes dans le domaine de la santé peut apporter une réponse aux problèmes de surconsommation de molécules synthétiques, aussi bien pour la santé individuelle que pour l'environnement (les eaux étant polluées par les médicaments rejetés dans les urines).

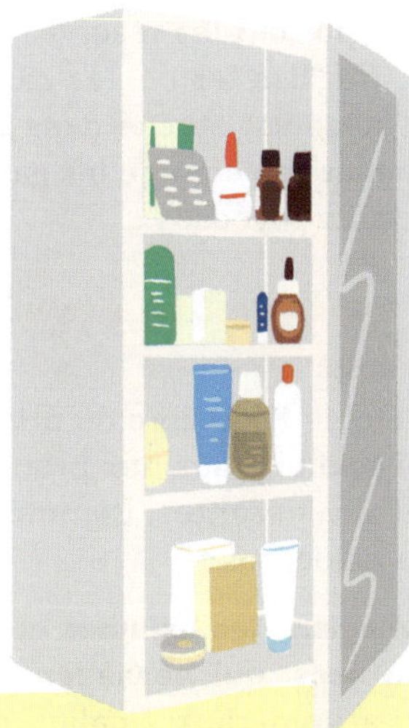

SI VOUS AVEZ DÉJÀ UN TRAITEMENT MÉDICAMENTEUX EN COURS, **vérifiez bien les interactions possibles avant de vous soigner avec les plantes**. Demandez l'avis de votre médecin.

Le rôle du terrain dans la santé

Lors d'une épidémie, tout le monde ne tombe pas malade ; pourquoi ? Nous ne réagissons pas tous de la même façon face aux virus, aux pollens (allergies), au stress, aux aliments, aux émotions (déprime, burn-out...). C'est le terrain qui est déterminant. Celui d'un individu est défini par plusieurs aspects : l'héritage génétique, les habitudes alimentaires, notamment les premiers mois de vie, l'environnement dans lequel il évolue (et les polluants qu'il y rencontre), ses émotions et interactions avec le monde extérieur, etc. La maladie est une altération de notre équilibre individuel. Ainsi, chaque personne est unique face à sa santé.

Soigner au naturel un terrain acide et inflammatoire

Un terrain acide, c'est quoi ?

Un pH sanguin inférieur à 6,5 (acide) signifie que le processus de régulation de l'équilibre par l'organisme est mis à mal par un apport trop important d'acides, notamment venant de l'alimentation, du surmenage (stress) ou encore du manque ou de l'excès d'exercice physique.

Quels sont ses inconvénients sur la santé ?

Les acides épuisent les réserves de minéraux de l'organisme, ce qui entraîne une déminéralisation, fragilise les os, les cartilages, les dents, les cheveux, le système nerveux, etc. L'excès d'acide est stocké dans les tissus des organes, dégrade leur qualité et provoque des inflammations comme les gastrites, arthrites, tendinites, lésions cutanées, et favorise l'apparition de mycoses...

La santé : une question d'équilibre acido-basique !

On peut rétablir l'équilibre du pH et contrebalancer l'acidité grâce aux propriété basifiantes ou alcalinisantes. Comment rétablir l'équilibre acide/base ?

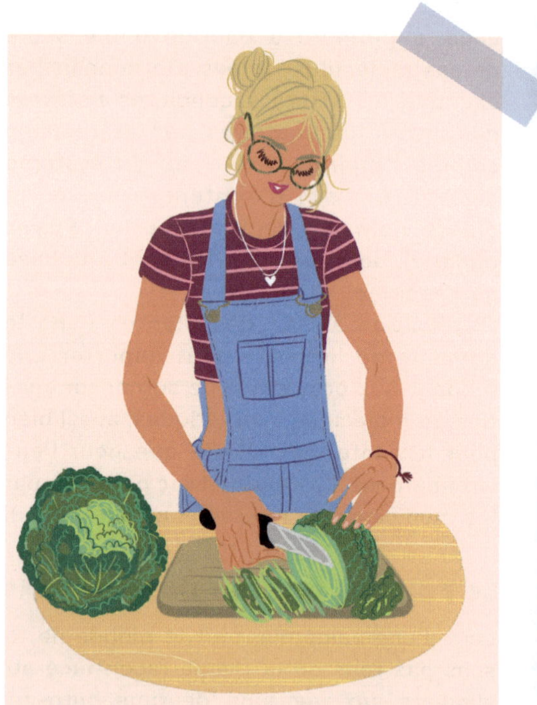

- **En privilégiant les légumes et les fruits,** frais ou secs, qui possèdent une forte teneur en minéraux alcalins comme le calcium, le magnésium, le potassium, et une faible teneur en minéraux acides comme le chlore, le soufre, le phosphore.
- **En évitant la viande, les poissons, les fromages, les céréales raffinées** (pain, pâtes et riz blancs), **les aliments transformés,** industriels, qui sont acidifiants.
- **En pratiquant une activité physique modérée,** des exercices de gestion du stress, de respiration, comme la cohérence cardiaque.
- **On peut aussi soutenir le travail d'équilibre de l'organisme avec des apports alcalinisants** comme le fameux jus de citron à boire le matin à jeun ou encore le lithothamne, une algue très riche en calcium qu'on peut consommer en complément alimentaire (sous forme de poudre en gélules par exemple).

Un ventre en bonne santé pour de bonnes défenses immunitaires

La plus grande partie de notre système immunitaire se trouve dans nos intestins. Notre ventre est un écosystème complexe où collaborent des milliards de bactéries et de micro-organismes qui travaillent à la digestion et offrent des réponses aux agressions de l'organisme.

La mission de notre flore intestinale (ou microbiote intestinal) ?

C'est de ne laisser passer que les nutriments nécessaires à nos fonctions métaboliques et de faire barrière contre les bactéries pathogènes, notamment. Les déséquilibres alimentaires ou le stress chronique, et certaines substances comme les pesticides, fongicides ou antibiotiques, altèrent et fragilisent notre flore, qui risque alors de laisser passer des substances favorisant l'apparition de pathologies. En traversant la barrière intestinale, elles entraînent en effet une réaction inflammatoire et peuvent être à l'origine d'allergies, d'intolérances alimentaires, d'infections, de cystites, voire, sur le plan psychique, de déprime ou de dépression, car notre microbiote intestinal dialogue directement avec nos neurones à travers la voie sanguine.

Je prends soin de mon ventre avec les pré- et probiotiques

Les prébiotiques, des fibres miraculeuses

En grec, *pre bios* signifie « avant la vie ». Ce sont les aliments, notamment les fameuses fibres, qui vont nourrir les bonnes bactéries pour qu'elles se développent mieux que les mauvaises. Ils sont très peu assimilés par les mauvaises bactéries, qui ne peuvent donc pas s'en servir pour nous rendre malades !

Où les trouve-t-on dans l'alimentation ? Artichaut, topinambour, asperge, endive, laitue, chicorée, poireau, ail, oignon, salsifis, pois, lentilles, fève, pomme, banane verte, miel, seigle, petit épeautre, avoine...
Les faux amis à bannir : les farines blanches (pâtes, pain, etc.), qui n'ont plus de fibres et sont donc sans grand intérêt nutritionnel.

Les probiotiques, des bactéries amies

En grec, *pro bios* signifie « pour la vie ». Les probiotiques sont des bactéries vivantes qui peuvent améliorer notre santé lorsque nous les ingérons régulièrement.

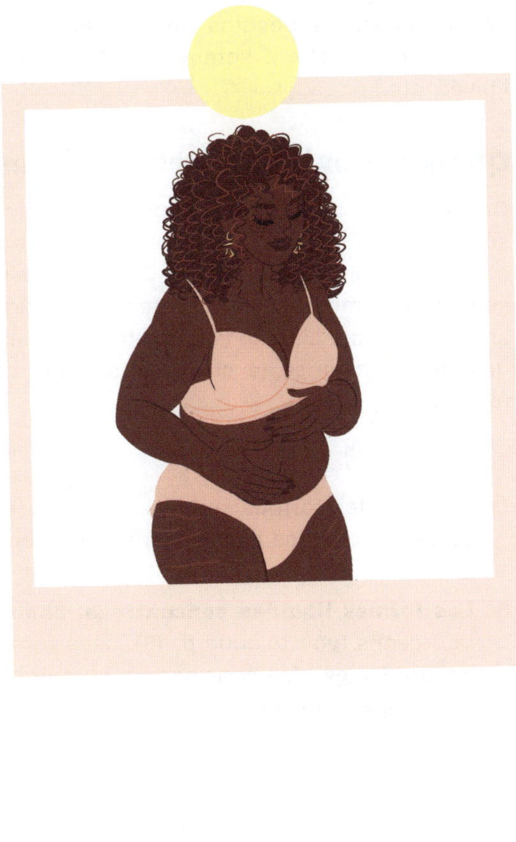

Où les trouve-t-on dans l'alimentation ? Les plus connues sont les lactobacilles (*Lactobacillus*) et les bifidobactéries (*Bifidobacterium*), qui se trouvent notamment dans les produits laitiers et les produits fermentés comme la choucroute ou le miso.
Les yaourts non pasteurisés, le kéfir, issus de la fermentation du lait (vache, brebis ou chèvre), le kombucha, boisson à base de thé fermenté, les cornichons, la levure de bière, sont une bonne source de probiotiques.
Vous pouvez aussi faire une cure de compléments alimentaires pour rééquilibrer la flore après la prise d'antibiotiques, par exemple... Ils contiennent de nombreuses souches vivantes.

DES PRODUITS NATURELS POUR DES SOINS EFFICACES

Certains « traitements » à base de plantes sont validés par les études scientifiques. *Le Vidal*, dictionnaire médical consultable sur Internet, décrit les plantes médicinales et confirme la reconnaissance par les autorités de santé de leurs usages et propriétés. Avec une alimentation riche en végétaux et en produits naturels de bonne qualité comme le miel ou les huiles végétales, nous apportons les nutriments essentiels (vitamines, minéraux, oligoéléments, antioxydants, etc.) dont notre organisme a besoin pour conserver son équilibre (ou homéostasie).
Les produits naturels sont nos alliés pour leur potentiel thérapeutique lors de carences, de besoins spécifiques ou ponctuels (digestion, sommeil, arrivée de l'hiver, etc.).

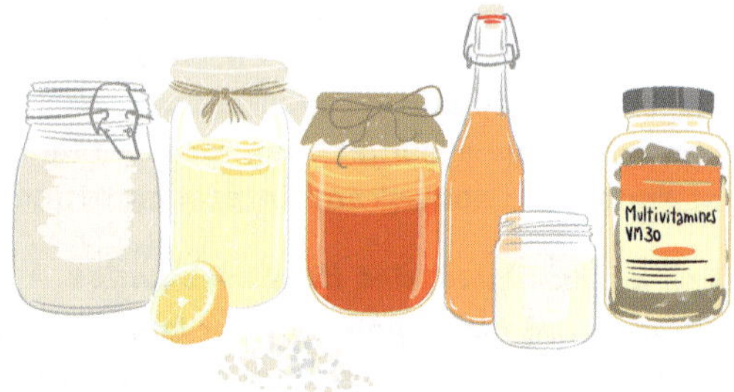

Quels produits utiliser pour des soins au naturel ?

On utilise principalement les plantes médicinales (racines, parties aériennes, tiges, etc.) sous diverses formes (poudre sèche, huiles essentielles, en vrac…), mais aussi les algues comme la spiruline, le miel et les produits de la ruche (propolis, gelée, pollen), qui possèdent de nombreuses propriétés antiseptiques, antibactériennes, anti-inflammatoires et antioxydantes… L'argile (verte, blanche…) est également très utile : elle draine, absorbe, désinfecte, favorise la cicatrisation, que ce soit en interne (breuvage) ou en externe (emplâtre…).

Sous quelles formes ?

- Il existe des formes simples à réaliser soi-même **avec les plantes brutes** : infusions et décoctions des parties aériennes (fleurs, feuilles, tiges) ou des racines (voir lexique p. 16).
- **Les formes liquides concentrées, comme les teintures mères ou les macérats** de bourgeons (voir lexique p. 18), sous forme de gouttes à diluer dans un peu d'eau, ou encore **les gélules** sont parfois plus pratiques à utiliser au quotidien ou lorsqu'on n'a pas toujours le temps.

- **Les huiles essentielles** peuvent s'utiliser en interne, à condition de respecter strictement les doses préconisées ou d'être conseillée par un professionnel. Mais c'est surtout en application cutanée et en olfaction qu'elles déploient leurs bienfaits.

Dans tous les cas, attention à toujours faire un test d'allergie avant d'utiliser une huile essentielle (voir p. 15) !

Où trouver les bons produits ?

Vous trouverez des produits le plus naturels possible et issus de l'agriculture biologique, par exemple les plantes en vrac ou transformées (gouttes ou gélules), en herboristerie, parapharmacie ou magasin bio, ou, encore mieux, directement chez le producteur. L'important est de se procurer des produits de bonne qualité, c'est-à-dire sans ajout d'autres substances, ni de conservateurs nocifs ou sans résidus de pesticides issus de la culture de la plante...

Attention à Internet, où l'on peut trouver à peu près tout et n'importe quoi. Les produits certifiés par un label bio reconnu seront parmi les plus qualitatifs, même si certains petits producteurs non labélisés commercialisent d'excellents ingrédients...

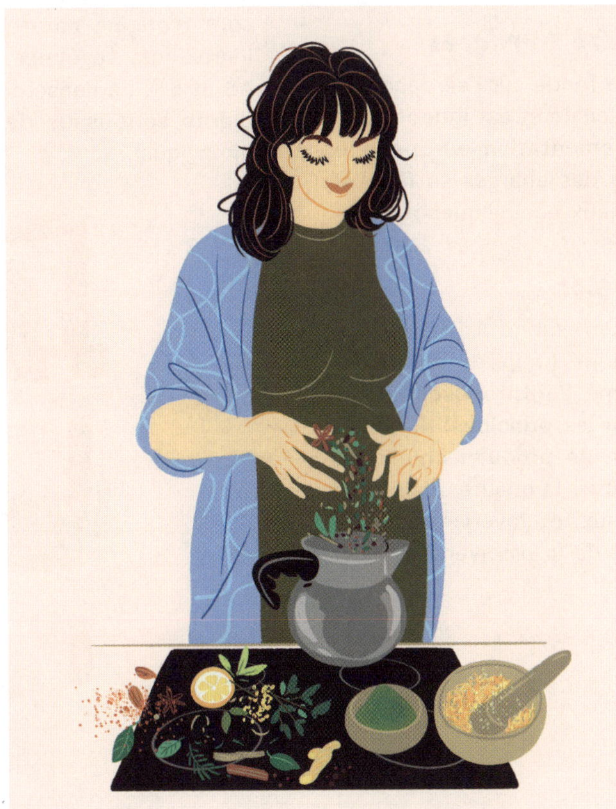

6 labels bio

1 Logo AB (label français)

Il atteste qu'un produit contient au moins 95 % d'ingrédients agricoles certifiés. Il est facultatif.

2 Eurofeuille (label européen)

Les produits respectent le cahier des charges de l'agriculture biologique. Il est obligatoire pour les produits bio et doit être accompagné d'une mention précisant l'origine des matières premières.

3 Nature & Progrès

Ce label se fonde sur l'agroécologie paysanne locale et est indépendant de la réglementation européenne. Son cahier des charges se focalise sur les enjeux écologiques actuels.

4 Demeter

Ce label correspond à l'agriculture biodynamique (inspirée d'un courant nommé l'anthroposophie qui en a fondé les principes). Il bannit l'utilisation de produits chimiques pour préserver la qualité des sols et des végétaux, et favorise le développement de la biodiversité.

5 Ecocert

Cet organisme français concerne surtout les cosmétiques et produits d'hygiène qui contiennent au minimum 95 % d'ingrédients d'origine naturelle et transformés selon des procédés respectueux de l'environnement. Les parfums, colorants de synthèse et les silicones sont interdits dans leur composition.

6 Cosmébio

Il concerne la cosmétique naturelle et écologique ; 95 % d'ingrédients sont d'origine naturelle. 50 % des ingrédients végétaux sont certifiés AB et 5 % de l'ensemble des ingrédients sont issus de l'agriculture biologique...

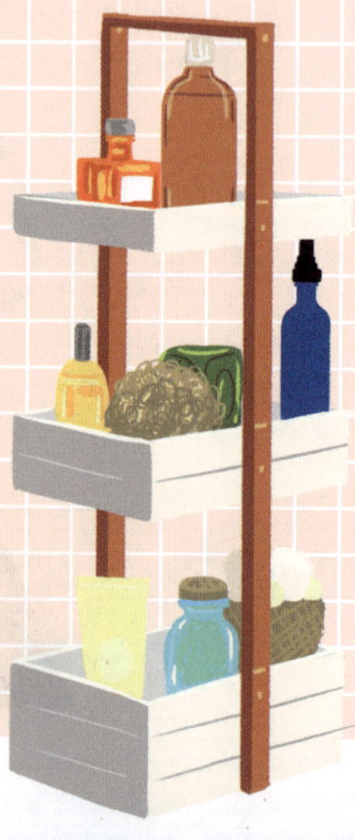

MODE D'EMPLOI DE MES SOINS AU NATUREL

Dans cet ouvrage, les remèdes naturels (plantes, argile, homéopathie, compléments alimentaires, gemmothérapie...) proposés sont généralement synergiques, c'est-à-dire qu'on peut les utiliser ensemble car ils se potentialisent, et leur effet est alors renforcé ! On peut choisir aussi, selon ses préférences ou ce que l'on a dans ses placards, des infusions à boire, des gouttes à diluer, des huiles essentielles à respirer ou à appliquer, et bien sûr, selon le caractère d'urgence du trouble, s'il faut agir vite ou plutôt sur le moyen ou le long terme.

La dose fait le remède ou bien le poison...

Respectez toujours les doses recommandées dans cet ouvrage et évitez de remplacer un ingrédient par un autre (en particulier pour les huiles essentielles), sauf mention contraire.

Le test antiallergie en cas d'utilisation des huiles essentielles

Certaines huiles essentielles contiennent des molécules qui peuvent être allergènes pour les personnes ayant un terrain propice. Si c'est votre cas, faites le test suivant...

EN PRATIQUE

Déposez deux gouttes d'huile essentielle au creux du coude ; si vous constatez une réaction cutanée, n'utilisez pas l'HE proposée et choisissez un autre traitement.

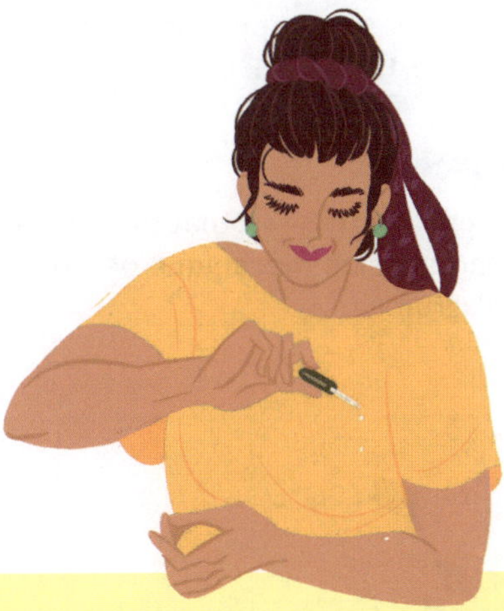

Attention, toutes les réactions ne sont pas allergiques. Si la peau rougit au niveau de la zone de contact immédiatement après l'application, il peut s'agir d'une simple irritation de la peau sensible. Une réaction allergique, quant à elle, peut apparaître plus tardivement, provoquer des démangeaisons et des œdèmes sur d'autres parties du corps que la zone de contact.

Petit abécédaire de mes soins au naturel

Aromathérapie

Cela désigne les soins par les extraits aromatiques des plantes, les huiles essentielles et les essences.

Décoction

Cette préparation est réservée aux parties dures de la plante (racines, feuilles épaisses, graines). On les met dans l'eau froide, dans une casserole en Inox que l'on couvre. On porte le tout à frémissement pendant 10 min puis on laisse infuser de 15 min à 1 h.

Essence

C'est l'extrait aromatique obtenu par pression mécanique des zestes d'agrumes.

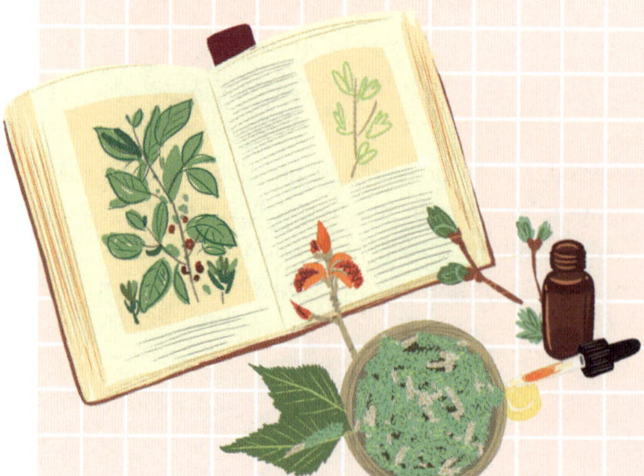

Extrait fluide

Il est obtenu par extraction dans un solvant liquide (eau, alcool) à partir de la plante en poudre.

Extraits fluides de plantes standardisées (EPS)

Comme pour les SIPF, la plante est cryobroyée, puis ses principes actifs sont extraits par un mélange eau/alcool et conservés dans une solution glycérinée.

Extrait sec

Il s'obtient à partir d'un extrait fluide ensuite desséché. Plus concentré, il est utilisé pour la fabrication des gélules et comprimés.

Gemmothérapie

D'abord nommée phyto-embryothérapie ; on utilise les principes actifs issus des tissus embryonnaires des végétaux (jeunes pousses et bourgeons) qui possèdent les potentiels de la plante adulte. Ces tissus sont récoltés à l'état frais, puis mis à macérer dans un mélange d'alcool et de glycérine (macérat).

Homéopathie

Méthode thérapeutique fondée sur le principe de similitude, qui vise à soigner l'être humain avec des doses infinitésimales de substances ayant la faculté de reproduire dans l'organisme des symptômes similaires à maladie elle-même. Par exemple, du pollen si vous êtes allergique, ou de l'oignon pour traiter les écoulements nasaux et le rhume.

Huile essentielle

Extrait aromatique obtenu par extraction à la vapeur d'eau des molécules volatiles au moyen d'un alambic. Par ce même procédé, on obtient également les hydrolats.

Huile végétale

Huile grasse obtenue par pression mécanique à froid des fruits (olive, coco...), graines (chanvre, sésame, colza...) ou noix de végétaux oléagineux (amande, noyau d'abricot, etc.).

Hydrolat (eau aromatique, eau florale)

Obtenu par distillation des plantes aromatiques, tout comme les HE ; il renferme les mêmes principes actifs que celles-ci, mais à une concentration nettement inférieure.

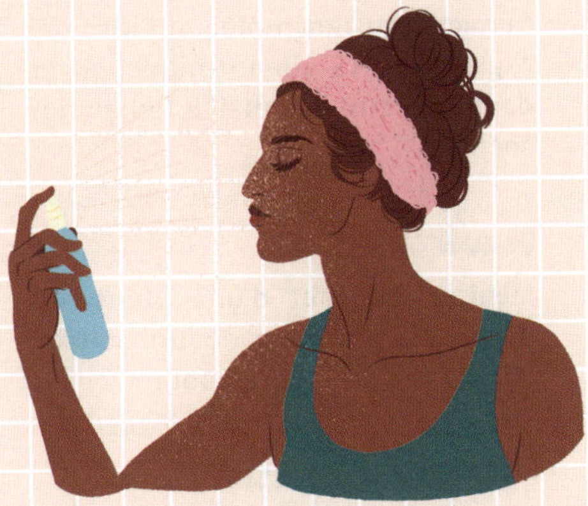

Hydrolathérapie

Thérapie par les hydrolats aromatiques faisant partie de l'aromathérapie, (elle-même branche de la phytothérapie).

Infusion ou tisane

Forme la plus traditionnelle d'utilisation des plantes. Les molécules végétales hydrosolubles (solubles dans l'eau) sont extraites par l'eau. Le rendement de la concentration de ces molécules est d'environ 70 %, ainsi notre tasse d'infusion, selon la plante utilisée, peut contenir l'équivalent de 3 à 5 gélules de poudre de plante.

Inhalation

Procédé qui consiste à respirer les vapeurs d'une infusion (inhalation humide) ou les molécules aromatiques des HE sur un mouchoir ou dans le creux des mains (inhalation sèche).

Macération

Mise en contact d'une plante ou partie de plante avec un solvant liquide (eau, huile, alcool).

Macérat glycériné

Utilisé en gemmothérapie, c'est lorsque les jeunes pousses et bourgeons sont mis à macérer dans un mélange alcool-glycérine.

Macérat huileux

On fait macérer la plante (fleurs, sommités fleuries) dans de l'huile végétale (sésame, olive). Les huiles de calendula, d'arnica et de millepertuis, par exemple, sont des macérats huileux.

Olfactothérapie

Méthode de soin qui s'appuie sur l'odorat et l'influence des odeurs sur la sphère psycho-émotionnelle, par l'inhalation d'huiles essentielles.

Oligothérapie

Utilisation thérapeutique des minéraux présents en petites quantités dans l'organisme, ce sont les oligoéléments (chrome, cobalt, cuivre, fer, fluor, iode, magnésium, manganèse, nickel, sélénium, silicium, zinc...).

Phytothérapie

Désigne toute utilisation d'une ou de plusieurs plantes dans un but thérapeutique sous forme de tisanes, de gouttes, de gélules, etc.

Suspension intégrale de plante fraiche (SIPF)

La plante est cryobroyée (à une température de – 196 °C), puis mise à macérer dans un mélange eau-alcool.

Teinture mère (TM)

La plante est utilisée fraîche et mise à macérer dans de l'alcool à 95°. La teinture mère est le produit de base des dilutions homéopathiques. En phytothérapie, on l'utilise non diluée.

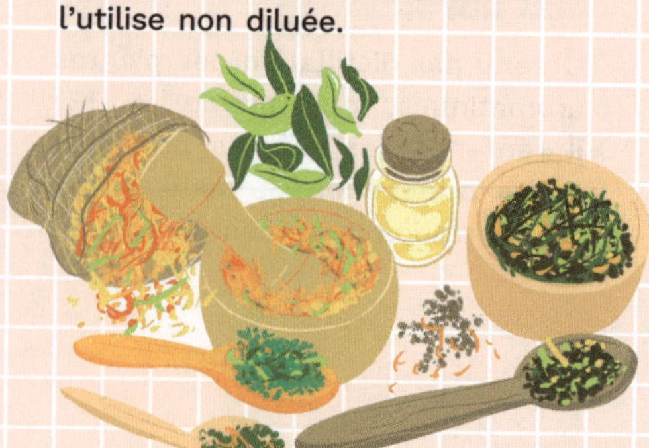

CHAPITRE 2

Soigner la sphère ORL et booster son immunité

La sphère ORL – nez, gorge, oreilles – est facilement sujette aux infections pendant la période hivernale où notre organisme est fragilisé. On met en place les bonnes stratégies : on soutient notre terrain avec une alimentation adaptée, on renforce notre système immunitaire avec des plantes immunostimulantes et des compléments alimentaires pour soutenir nos besoins spécifiques, on combat les infections avec des antiviraux naturels, notamment des huiles essentielles ultra pratiques à utiliser !

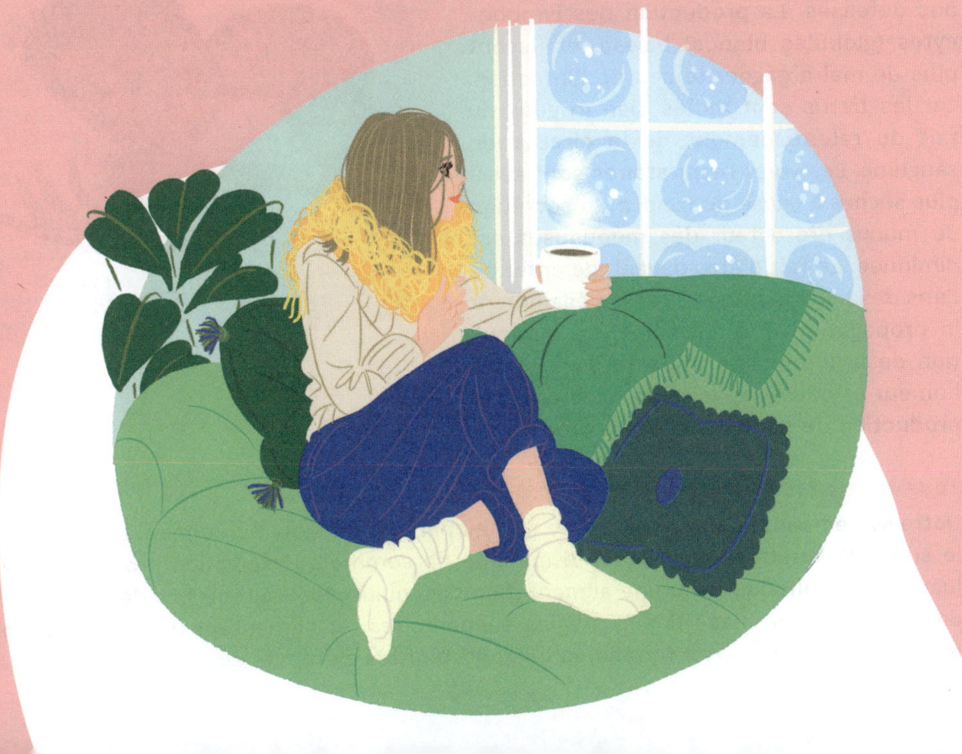

L'IMMUNITÉ, COMMENT ÇA MARCHE ?

Le système immunitaire est très perfectionné. Il repère et détruit les microbes grâce à une véritable armée capable d'exterminer, même à distance.

Immunité innée ou acquise

Un microbe s'introduit généralement dans notre organisme par notre bouche ou notre nez. Les globules blancs entrent en action et déclenchent une réaction inflammatoire pour le détruire, **c'est l'immunité innée.** Elle comprend deux lignes de défense : une barrière externe, constituée par la peau, les muqueuses et les sécrétions (mucus, salive, larmes, sucs gastriques), et une barrière interne, constituée par des cellules spécialisées (macrophages, neutrophiles, monocytes, cytokines).
Au fil du temps et des virus ou bactéries rencontrées, le système s'affine pour reconnaître les différents profils de pathogènes et répondre de manière plus immédiate et plus ciblée, c'est **l'immunité acquise ou adaptative** (et le principe du vaccin).

Une bonne immunité se construit toute l'année

C'est surtout en hiver, alors que le froid ralentit le fonctionnement de nos organes et celui de notre système immunitaire, que nous pouvons donner un coup de pouce à nos défenses. La production des lymphocytes (globules blancs) baisse, et ils ont plus de mal à gagner le lieu de l'infection, car les tissus sont moins bien irrigués du fait du ralentissement de la circulation sanguine. Les voies respiratoires sont aussi plus sèches à cause du froid, et la sécrétion du mucus protecteur des muqueuses est diminuée. Le fait d'être davantage enfermé dans des lieux confinés favorise également la propagation des microbes. La diminution de la luminosité impacte aussi notre humeur et notre capacité de résistance, la production de sérotonine étant amoindrie.

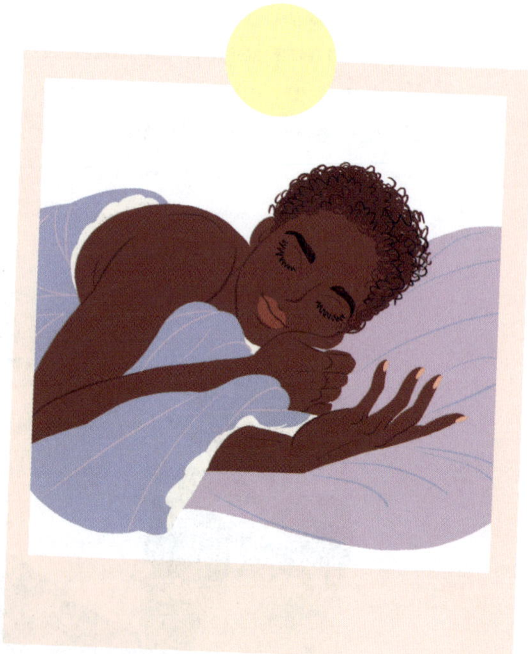

Pour un système immunitaire au top...

Notre système immunitaire peut être affaibli par une maladie héréditaire, le vieillissement, le surpoids, le stress chronique, le manque de sommeil, l'exposition prolongée aux polluants atmosphériques ou une alimentation déséquilibrée. Soutenir nos défenses consiste donc à mettre en place des stratégies élémentaires (et alimentaires) en prenant soin de manière globale de notre terrain, en lui apportant les éléments essentiels dont il a besoin.

- Un sommeil de qualité de 7 à 8 heures par nuit est important, tout comme une activité physique régulière suffisante, comme marcher 30 minutes par jour et une séance cardio 2 fois par semaine (running, vélo, fitness, danse...). Une alimentation équilibrée entrera aussi en ligne de compte !

LES ALIMENTS QUI BOOSTENT MON IMMUNITÉ

Pour combler les manques dus à une alimentation appauvrie et déséquilibrée (par un excès de sucre blanc, de pain, de céréales raffinées...), il s'agit d'adopter une alimentation riche en vitamines et minéraux (vitamines A, D, E, C, zinc, oméga-3). Elle apporte à l'organisme les nutriments dont il a besoin pour bien fonctionner. On choisit donc les aliments complets (farine complète ou semi-complète) et les fruits et légumes sous leur forme brute plutôt que préparée (avec beaucoup d'adjuvants...). Les compléments naturels comme la spiruline ou la levure de bière sont également intéressants pour leur richesse en nutriments. Les vitamines activent les réactions indispensables au fonctionnement de l'organisme. Elles permettent de neutraliser les pro-oxydants (qui augmentent les radicaux libres et accélèrent le vieillissement) et de protéger le métabolisme cellulaire.

Les vitamines indispensables

La vitamine D : pour les défenses immunitaires et les os

C'est une « pro-hormone » appelée calciférol, car elle favorise l'absorption du calcium. Elle joue donc un rôle essentiel pour la solidité de la structure osseuse. Ce sont les rayons UV qui permettent à notre organisme de transformer un dérivé du cholestérol en vitamine D. On comprend pourquoi la baisse de luminosité peut entraîner une carence. Un taux insuffisant de vitamine D peut favoriser l'apparition de maladies inflammatoires, auto-immunes, mais également de pathologies neurodégénératives, car elle possède une action sur les fonctions cognitives. La vitamine D stimule aussi les défenses immunitaires en mobilisant et en renforçant le travail des globules blancs (les cellules tueuses des bactéries pathogènes, les virus et autres infections).

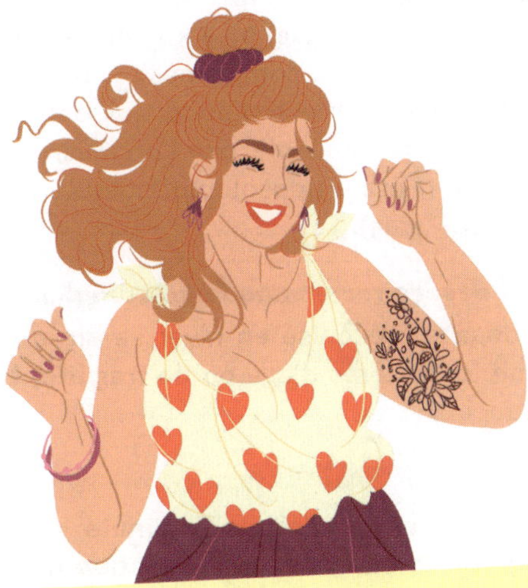

LA VITAMINE D, UNE PROTECTION ANTIVIRALE

Des études affirment que la vitamine D permet de réduire le taux d'incidence de la grippe saisonnière et des infections respiratoires. Récemment, certains essais cliniques ont été menés pour déterminer son rôle protecteur dans l'épidémie de la Covid-19 et ont confirmé l'intérêt d'une supplémentation préventive.

Laquelle choisir ?

On distingue la vitamine D2, ou ergocalciférol, produite par les végétaux et les champignons, et la vitamine D3, ou cholécalciférol, produite par les animaux. La vitamine D3 serait plus stable et mieux assimilée par l'organisme.

Où on la trouve ?

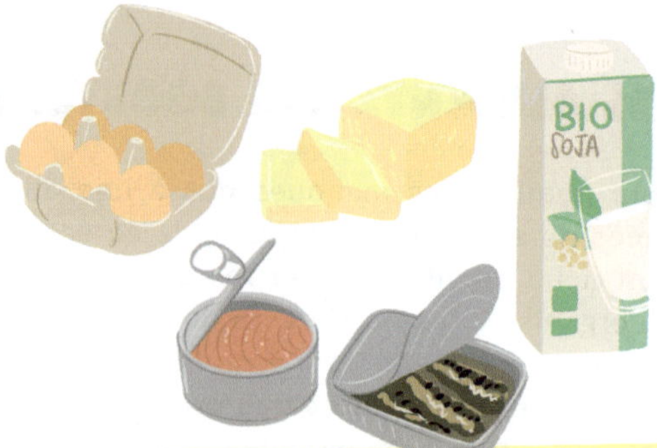

Les sources alimentaires de vitamine D se trouvent dans les œufs, le beurre, le lait, le fromage, les poissons comme le saumon, l'anguille, la sardine, le hareng, les anchois, le thon, l'huile de foie de morue (très concentrée). Certains laits végétaux comme le lait de soja ou de riz sont enrichis en vitamine D. Certains lichens en contiennent également et sont utilisés pour la fabrication de compléments alimentaires végétariens.

On peut aussi la trouver en compléments alimentaires sous forme liquide (en gouttes, en ampoules) ou sous forme solide (gélules, capsules, comprimés). Il faut privilégier une forme huileuse qui est plus facilement assimilable par l'organisme, la vitamine D étant liposoluble (soluble dans les corps gras).

> **ATTENTION, LA SUPPLÉMENTATION À DOSAGES IMPORTANTS** (plus de 10 000 UI par jour) est contre-indiquée en cas d'hypercalcémie et d'antécédents de calculs rénaux (composés de calcium). Demandez conseil à votre médecin.

Quel dosage recommandé en complément ?

Le dosage préconisé en hiver se situe entre 800 et 1 200 UI par jour (mais parfois plus selon les critères d'âge ou de fragilité, à confirmer par des analyses prescrites par votre médecin).

3 autres vitamines complémentaires d'une immunité au top…

- **La vitamine A** (rétinol) stimule le renouvellement des cellules, la prolifération des globules blancs et la production d'anticorps par les lymphocytes. Elle est essentielle à la fonction barrière de la muqueuse intestinale.

  Où on la trouve ?

  Dans le beurre, le fromage, les œufs, les poissons gras et les végétaux (caroténoïdes) comme les carottes, les abricots, la mangue, le melon, les épinards, le fenouil, le pissenlit…

- **La vitamine C** (acide ascorbique) est un puissant antioxydant, elle protège les globules blancs et augmente leur mobilité. Elle soutient les mécanismes de défense respiratoire, prévient les infections virales, réduit leur durée et leur gravité.

  Où on la trouve ?

  Dans le persil, le brocoli, le poivron, les choux, le fenouil, le cassis, les fraises, le kiwi, l'acérola…

- **La vitamine E** (tocophérols) est antioxydante et protectrice des acides gras qui composent la membrane cellulaire. Elle stimule la production des globules blancs et est impliquée dans les processus anti-inflammatoires.

  Où on la trouve ?

  Dans les huiles végétales (germe de blé, colza, olive...), les noix, les amandes, les noisettes, les germes (de blé et autres céréales), les poissons gras, l'avocat.

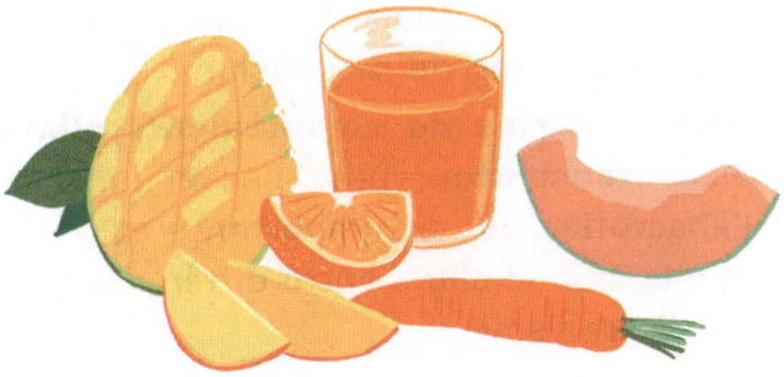

Et les minéraux ?

Le sélénium

Il maintient la réponse du système immunitaire en alerte.

Où on le trouve ?

Dans les céréales, germe de blé, levure de bière, champignons de Paris.

Le zinc

Il est immunomodulateur et antiviral. Il interfère avec la réplication des virus. Il régule les signaux entre les cellules du système immunitaire et protège les membranes cellulaires des infections par les microbes.

Où on le trouve ?

Dans les fruits de mer, la volaille, le fromage...

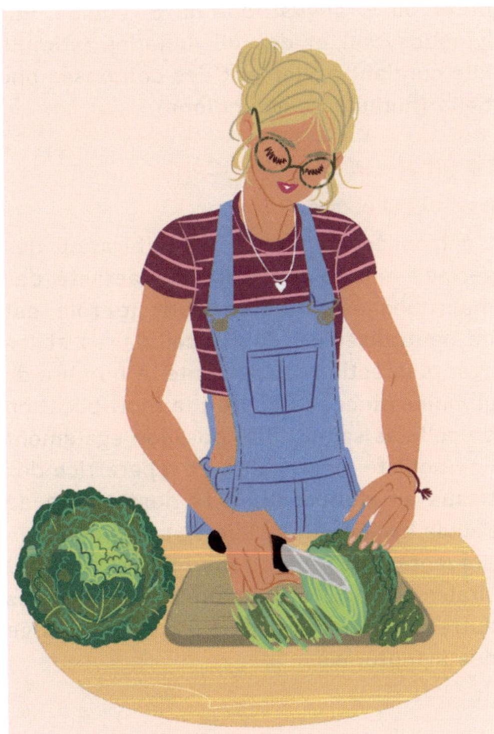

Le magnésium

Il est impliqué dans de nombreux processus organiques comme la structure des muscles, os, tendons, globules rouges et blancs, neurotransmetteurs...
La fatigue, le manque d'énergie de l'organisme sont des signes de manque de magnésium.

Où on le trouve ?

- **Dans l'alimentation :** les légumes verts riches en chlorophylle (épinards, choux), les bananes, les fruits secs, les céréales complètes, le chocolat noir, les fruits de mer, les sardines...

- **Dans l'ortie, une plante riche en magnésium :** elle est très riche en minéraux, notamment en magnésium sous forme ionisée, donc parfaitement absorbée à travers la muqueuse intestinale. Ainsi, une infusion de 20 g d'ortie (dosage pour 3 tasses) fournit environ 200 mg de magnésium.
- **Sous la forme de compléments alimentaires :** le magnésium doit être associé à un transporteur pour passer la barrière intestinale et être absorbé. C'est donc l'absorption qui est importante et pas forcément la teneur indiquée sur le complément. On a le choix entre différents sels de magnésium plus ou moins bien assimilés par l'organisme.

  Le magnésium marin est le moins bien absorbé par l'organisme.

  L'oxyde de magnésium, le carbonate de magnésium et le sulfate de magnésium possèdent un taux élevé de sels de magnésium mais un faible pouvoir d'absorption, et peuvent entraîner des troubles digestifs.

  Les magnésiums chélatés (citrate, malate, taurinate ou bisglycinate de magnésium) sont de bien meilleurs transporteurs et possèdent également une meilleure tolérance digestive.

La plante star de l'immunité : l'échinacée

De son nom propre : rudbeckia ou rudbeckie pourpre, qui vient du grec *echinos,* signifiant hérisson, car le cœur de la fleur y ressemble. Son nom latin est *Echinacea purpurea* ou *E. angustifolia* ou *E. pallida.* Elle contient des polysaccharides (stimulant les lymphocytes) et des alkylamides (stimulant l'activité phagocytaire des macrophages). Elle contient également des composés phénoliques (d'action antivirale) de l'huile essentielle (humulène, échinolone).

La plante immunostimulante par excellence !

L'échinacée empêche la prolifération des germes microbiens, stimule l'activité des macrophages (cellules dont le rôle est de neutraliser les débris cellulaires et les agents infectieux), augmente le nombre de globules blancs et accroît la multiplication de cellules saines. Elle possède également une activité cicatrisante et réparatrice des tissus en s'opposant à la destruction de l'acide hyaluronique. Elle agit aussi bien en prévention des infections bactériennes ou virales qu'en curatif où elle potentialise les autres thérapeutiques et diminue la durée des symptômes.

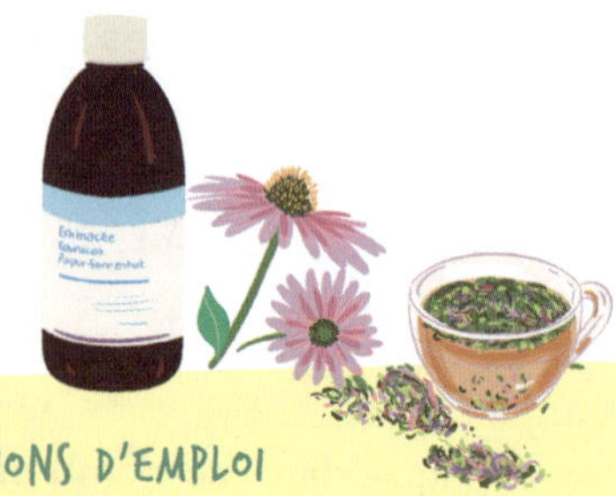

PRÉCAUTIONS D'EMPLOI

L'échinacée ne doit pas être utilisée par les personnes atteintes de maladies auto-immunes. La durée d'utilisation ne doit pas être excessive ni prolongée plus de 8 semaines, elle pourrait alors induire une immunodépression (baisse des défenses immunitaires).

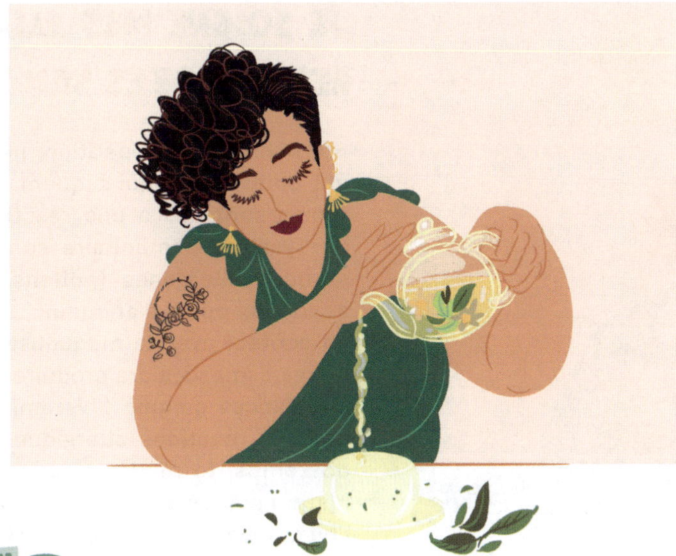

EN INFUSION

Déposez les parties aériennes (feuilles et fleurs) dans une tisanière (ou tout autre récipient, en évitant le métal oxydable comme le fer ou l'aluminium). Le dosage recommandé pour un adulte est de 50 g des parties de la plante en vrac par litre. Versez dessus de l'eau frémissante (plutôt que bouillante), laissez infuser entre 10 et 15 min puis filtrez. L'infusion doit être consommée dans la journée, elle ne se conserve pas plus de 24 heures au frigo.

En prévention, vous pouvez la prendre 10 jours par mois sur plusieurs mois, pendant l'hiver notamment.

En curatif : jusqu'à 20 jours par mois dès l'apparition des symptômes. Buvez-en 2 à 3 tasses par jour.

EN DÉCOCTION

Placez les racines (broyées, à raison de 50 g par litre également) dans l'eau froide, dans une casserole en Inox que l'on couvre. Portez à frémissement pendant environ 10 min, éteignez le feu, laissez infuser encore 10 à 15 min puis filtrez.

En prévention, vous pouvez la prendre 10 jours par mois sur plusieurs mois, pendant l'hiver notamment.

En curatif : jusqu'à 20 jours par mois dès l'apparition des symptômes. Buvez-en 2 à 3 tasses par jour.

PAR VOIE ORALE

En extrait liquide : vous la trouverez en teinture mère, SIPF (suspensions intégrales de plantes fraîches) ou EPS (extrait fluide glycériné de plante fraîche). Suivez la posologie indiquée par le laboratoire.

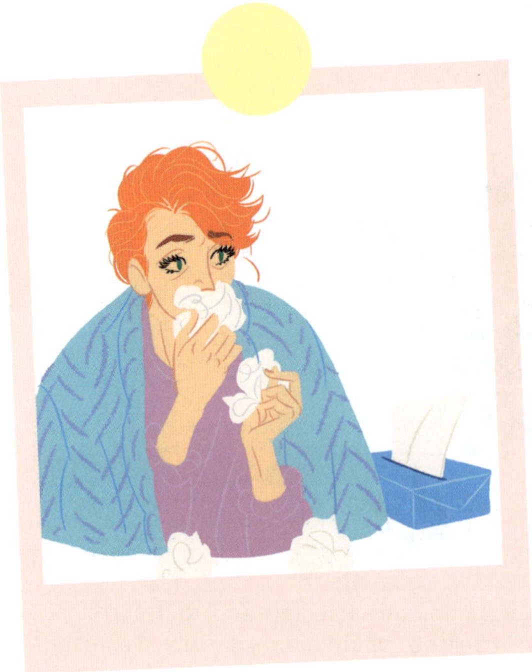

JE SOIGNE MES ALLERGIES RESPIRATOIRES SAISONNIÈRES

Éternuements à répétition, nez bouché ou qui coule, yeux qui piquent... Ces symptômes sont dus à une réaction excessive du système immunitaire contre des substances allergènes (pollens, poussières, acariens, poils d'animaux...) qui entrent en contact avec la muqueuse respiratoire. L'organisme va alors produire en excès des substances comme l'histamine et entraîner ces réactions allergiques. La plupart du temps, le médecin prescrit des antihistaminiques pour contrer les effets de l'histamine, et parfois des corticoïdes (anti-inflammatoires) par voie nasale. Un allergologue pourra procéder à des tests et mettre en place une désensibilisation. Dans tous les cas, les plantes aux propriétés antihistaminiques vous seront bénéfiques.

Le plantain pour son action antihistaminique

Les deux espèces de plantain (aux vertus similaires), dont les noms latins sont *Plantago lanceolata* et *Plantago major*, ont des propriétés anti-inflammatoires, antihistaminiques, anti-infectieuses et immunomodulantes. Elles sont astringentes (resserrent les tissus) et adoucissantes des muqueuses irritées (ça marche aussi sur la sphère digestive et intestinale en cas de diarrhées, colites, gastrites, etc.). Sur la sphère respiratoire, les plantains sont antitussifs, mucolytiques, et surtout puissamment antiallergiques par effet antihistaminique. Ils sont donc très utiles dans la bronchite, la laryngite, la pharyngite, la coqueluche, l'asthme ou toute manifestation allergique.

EN INFUSION

Prévoyez une grosse poignée de feuilles par tasse ou 50 g par litre d'eau. Consommez-en 3 tasses par jour.

PAR VOIE ORALE, EN TEINTURE MÈRE

Prenez-en 25 gouttes 3 fois par jour (vérifiez les indications sur le flacon).

Autres extraits fluides (SIPF, EPS : macérations hydroalcooliques) : suivez la posologie indiquée selon la forme de l'extrait.

L'HE d'estragon, un antiallergique de premier ordre

L'huile essentielle d'estragon (*Artemisia dracunculus*) est un antihistaminique efficace sur les affections allergiques comme les toux spasmodiques et l'asthme allergique. Il doit être utilisé de manière ponctuelle, jamais sur le long terme.

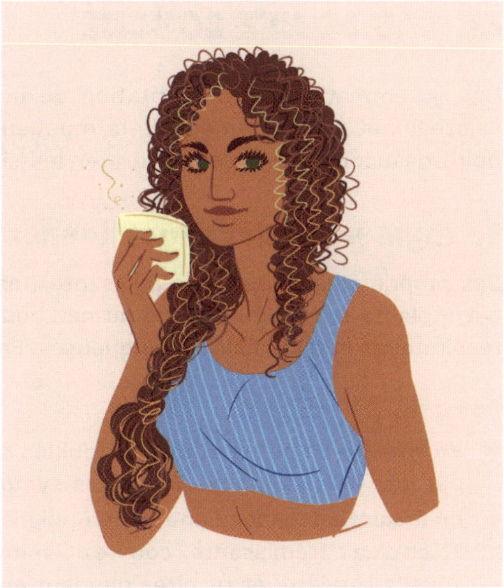

PAR VOIE ORALE

Prenez 1 ou 2 gouttes pures d'HE d'estragon sur un support ou mélangées à une cuillerée de miel, par exemple, en cas d'allergies de type rhinites, au maximum 3 fois par jour.

Le bourgeon de cassis et son effet revitalisant

Adaptogène, il augmente la résistance de l'organisme au stress et renforce les mécanismes d'adaptation naturels. Il est l'un des plus prescrits en gemmothérapie (voir p. 16). Stimulant de la production de cortisol (hormone de l'action) par les glandes surrénales, son action anti-inflammatoire serait égale au tiers de celle de la cortisone, efficace notamment dans les manifestations allergiques.

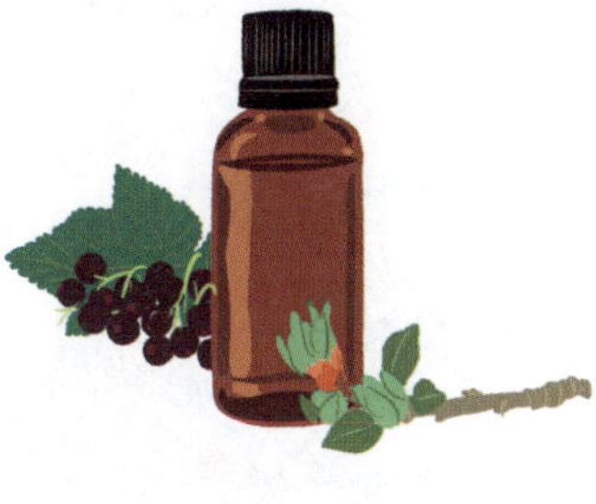

PAR VOIE ORALE

En macérat 1D (dilué) de bourgeons de cassis : prenez 1 c. à c., soit environ 100 gouttes, le matin (la glande surrénale étant à son maximum d'activité en début de journée), puis 50 gouttes le midi en cure de 3 semaines.

En macérat mère : prenez de 5 à 15 gouttes par jour le matin et le midi (15 min avant de manger). Commencez par 5 gouttes par jour, puis augmentez progressivement, en cure de 3 semaines.

EN CAS DE NEZ BOUCHÉ

Une inflammation ou une irritation de la cavité nasale engendrent une dilatation des vaisseaux et un gonflement de la muqueuse. Il est recommandé d'humidifier l'air et de boire beaucoup d'eau pour hydrater les sinus.

Le thym pour décongestionner

Ses propriétés antiseptiques puissantes, en particulier sur la sphère respiratoire, font de cette plante la meilleure alliée du nez bouché. Elle permet de décongestionner les voies respiratoires et d'assainir les muqueuses. En infusion et en inhalation pour un double effet !

Comment je l'utilise ?

- **En infusion** : 1 petite c. à c. de feuilles sèches par tasse ou 15 g par litre, 2 ou 3 tasses par jour jusqu'à amélioration des symptômes.
- **En inhalation :** placez une bonne poignée de feuilles sèches dans un grand bol. Verser 75 cl d'eau frémissante, couvrez 2 min avec une serviette puis se placez votre tête sous la serviette et respirez pendant environ 5 min. En bonus, la peau de votre visage sera purifiée grâce à ce sauna facial.

Un geste incontournable : le nettoyage du nez

Intégré à sa routine de soins quotidiens, le lavage du nez permet de prévenir les infections (rhinopharyngites, otites...), mais aussi de soulager les manifestations d'un nez bouché (sinusite) ou d'une rhinite allergique bien installée (en participant à l'élimination des allergènes). Le lavage se pratique avec du sérum physiologique ou des solutions salines (eau de mer), en spray ou en pipette spéciale (type Rhino Horn).

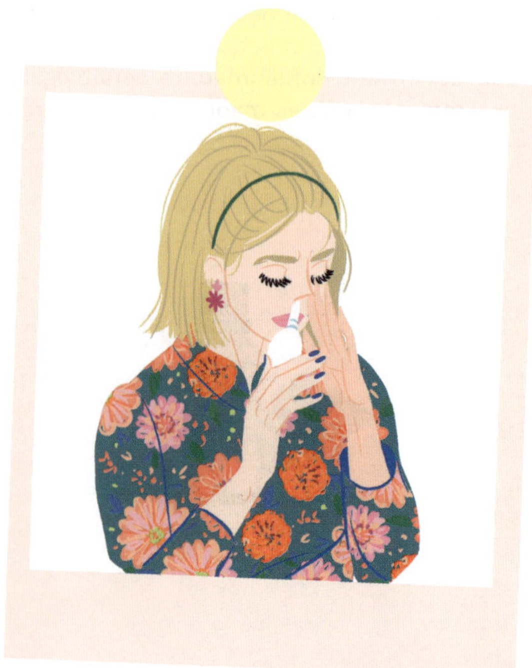

COMMENT FAIRE ?

Penchez-vous au-dessus du lavabo, tournez la tête sur un côté et instillez la solution dans la narine du haut. La solution s'écoule par l'autre narine après son passage dans les fosses nasales. Soufflez (pas trop fort) par la narine la plus basse en bouchant la plus haute avec le doigt. Recommencez de l'autre côté. Vous pouvez pratiquer le lavage du nez 2 ou 3 fois par jour, en prévention ou lors de sinusite.

ZOOM SUR LA DIFFUSION DES HE ACTIVES SUR LA SPHÈRE ORL

Pin sylvestre (*Pinus sylvestris*), romarin à cinéole *(Rosmarinus officinalis cineoliferum)*, ravintsara (*Cinnamomum camphora)*, eucalyptus radié (*Eucalyptus radiata*) sont parmi les HE les plus actives en diffusion contre les troubles ORL. Mélangez 5 gouttes de chaque, à diffuser 15 minutes par heure dans une pièce moyenne (vous pouvez rester dans la pièce le temps de la diffusion).

La diffusion des HE vise la voie pulmonaire et rhinopharyngée dans les pathologies respiratoires, pour des effets expectorants, décongestionnants, mucolytiques et spasmolytiques de la toux. Elle peut s'effectuer à l'aide de diffuseurs, d'humidificateurs, de brumisateurs..., toujours à froid (on évite les bougies chauffe-plats)...

Gardez à l'esprit que toutes les HE ne peuvent pas être utilisées en diffusion, certaines sont irritantes pour les muqueuses : cannelle, origan, sarriette, clou de girofle...

MES REMÈDES ANTISINUSITE

Il s'agit d'une inflammation des muqueuses des sinus (maxillaires, frontaux, dentaires) à la suite d'une infection. Les orifices de communication vers les fosses nasales se bouchent, le mucus s'accumule et provoque une sensation de pression douloureuse.

Les huiles essentielles de menthe poivrée et d'eucalyptus pour dégager les sinus

L'eucalyptus radié *(Eucalyptus radiata*) est un anti-inflammatoire qui facilite la respiration et décongestionne les voies nasales en fluidifiant le mucus et en favorisant son évacuation.

La menthe poivrée (*Mentha piperita*) provoque un effet froid anesthésique local par le menthol. Son pouvoir antalgique est donc particulièrement intéressant pour soulager les douleurs au niveau des sinus et les maux de tête provoqués par la sinusite.

EN OLFACTION

Vous pouvez respirer sur un mouchoir ces 2 HE (2 gouttes pures de chaque), mais aussi fabriquer un roll-on composé d'une synergie d'huiles essentielles ciblées.

Mon roll-on antisinusite

- 20 gouttes d'eucalyptus radié
- 10 gouttes de menthe poivrée
- 40 gouttes d'huile végétale

Mélangez les HE puis appliquez le roll-on sur les sinus frontaux et maxillaires (les pommettes) matin et soir.

Faites très attention à la menthe poivrée qui peut être irritante pour les yeux.

Un cataplasme d'argile pour libérer les sinus

Vous penserez à préparer idéalement votre cataplasme quelques heures à l'avance. L'argile possède une action drainante. Cela permet de désenflammer la muqueuse, de soulager la douleur et d'absorber germes et toxines.

EN APPLICATION LOCALE

Diluez de l'argile verte en poudre dans de l'eau ou de l'hydrolat (camomille, lavande...) pour obtenir une pâte épaisse et lisse et laissez reposer recouvert d'un linge propre. Appliquez une couche de 1 à 2 cm là où vous avez mal au niveau des sinus maxillaires ou des sinus frontaux, le long des ailes du nez. Gardez appliqué environ 20 min sans le laisser sécher. Vous pouvez renouveler l'application matin et soir durant 3 à 5 jours.

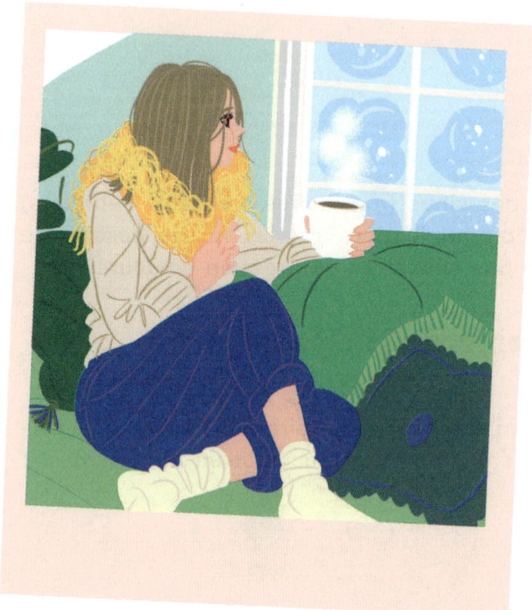

JE CALME MA TOUX

La toux grasse est la dernière étape de certaines pathologies respiratoires (bronchites), elle permet d'évacuer les microbes et ne doit surtout pas être bloquée par des antitussifs. La meilleure chose à faire est d'accompagner le travail d'évacuation en fluidifiant les sécrétions bronchiques.

La toux sèche est non productive, elle peut être provoquée par une allergie, une irritation, un virus... La toux quinteuse (ou toux coquelucheuse) est une forme de toux sèche qui peut se prolonger longtemps et provoquer une grande fatigue et des douleurs.

Ma toux est grasse

Le thym (frais ou séché) pour expectorer et désinfecter

Broncho-spasmolytique, expectorant et antibactérien, le thym est utilisé depuis des siècles pour traiter l'encombrement des voies respiratoires et les symptômes de la bronchite. Il possède des propriétés broncholytiques (fluidifiants des voies respiratoires) et expectorantes (qui facilitent l'évacuation du mucus par les voies respiratoires). Il calme la toux par effet antispasmodique sur les muscles lisses de la trachée. L'Agence européenne du médicament (EMA) a reconnu le thym et des préparations à base de thym comme médicaments traditionnels contre la toux sèche ou grasse associée à un rhume ou une bronchite.

EN INFUSION

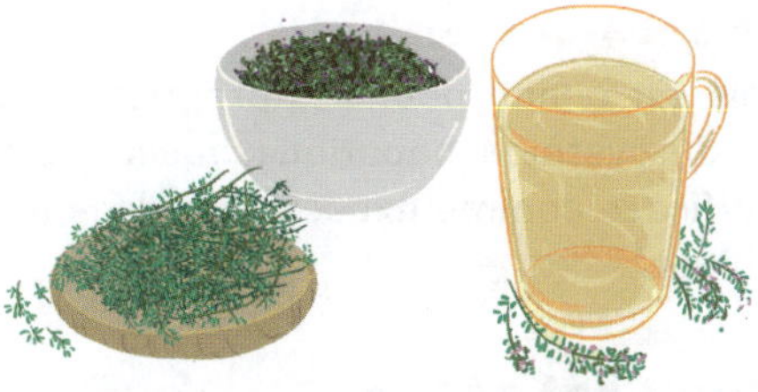

Utilisez 1 petite c. à c. de feuilles sèches par tasse ou 15 g par litre, buvez 2 ou 3 tasses par jour, et faites aussi une inhalation durant 20 min, 2 fois par jour.

L'HE de laurier noble pour évacuer

Antibactérienne, antivirale, mucolytique et expectorante, l'huile essentielle de laurier noble (*Laurus nobilis*) fluidifie et facilite l'évacuation de mucus, et est indiquée dans les bronchites, sinusites et grippes.

EN APPLICATION LOCALE

Utilisez 1 goutte diluée dans quelques gouttes d'huile végétale à masser sur le thorax plusieurs fois par jour si besoin. On peut la mélanger à parts égales avec l'HE de ravintsara (*Cinnamomum camphora*) ou d'eucalyptus radié (*Eucalyptus radiata*), synergiques dans cette indication.

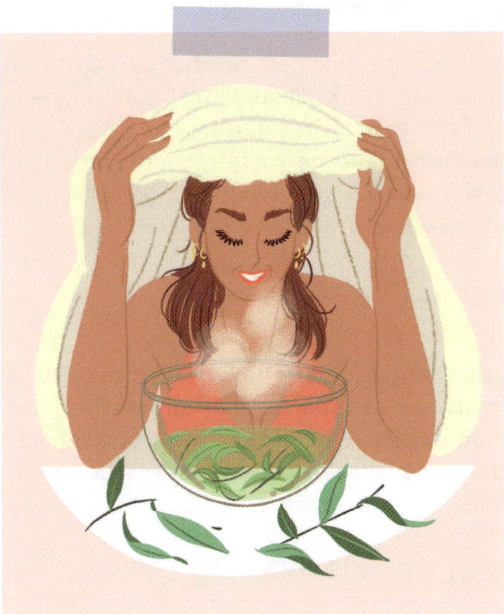

L'HE d'eucalyptus radié pour assainir l'atmosphère

Grande antiseptique des voies respiratoires, cette huile essentielle permet d'assainir l'air dans la maison et de faciliter la respiration, pendant la nuit notamment.

EN INHALATION

Placez une poignée de feuilles sèches d'eucalyptus (qui contiennent l'HE) en vrac dans un grand bol d'eau bouillante à poser dans la pièce à assainir. Si vous n'avez pas de feuilles, vous pouvez utiliser l'HE d'eucalyptus radié, à raison de 6 gouttes à déposer dans un appareil, à diffuser 15 min par heure dans une pièce de taille moyenne (vous pouvez rester dans la pièce).

Vive le sirop antitoux !

Le radis est connu pour ses propriétés au niveau du système hépatique, mais il est aussi efficace comme expectorant dans les bronchites.

Mon sirop antitussif au radis noir

Coupez un radis noir (environ 400 g) en rondelles, placez les rondelles dans une terrine ou une assiette creuse, saupoudrez de sucre et recommencez sur plusieurs couches. Le lendemain, un sirop se sera formé. Vous pouvez le conditionner dans une bouteille ou un flacon propre à conserver au frigo 5 jours au maximum. Vous pouvez en prendre 2 à 4 c. à s. par jour.

Ma toux est sèche

Avant tout : calmer l'irritation avec des infusions de plantes

Le coquelicot, la guimauve, le bouillon-blanc peuvent être bénéfiques en infusion calmante de la toux, en mélange à parts égales... Le bouillon-blanc est une plante pectorale, adoucissante et sédative. Il facilite l'expectoration et agit sur la sensation d'oppression des voies respiratoires. La guimauve va calmer l'irritation et l'inflammation des muqueuses, le coquelicot agit sur le spasme de la toux.

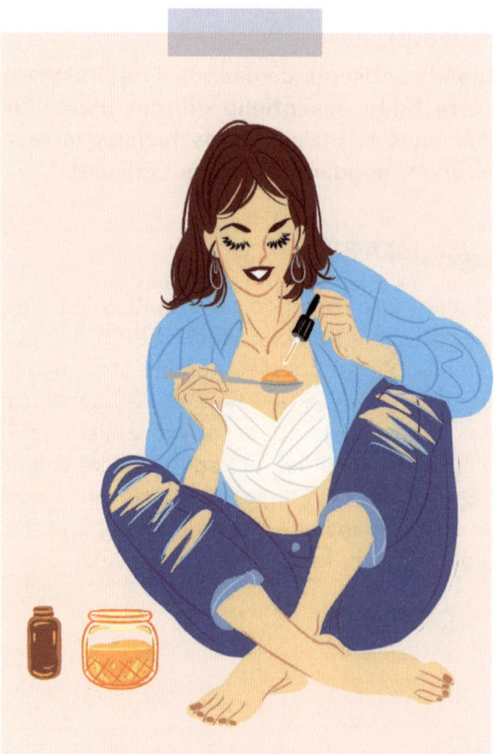

POUR L'INFUSION

Utilisez une poignée de chaque plante en vrac pour 1 litre d'eau. Filtrez très soigneusement pour éviter que les petits poils du bouillon-blanc ne se retrouvent dans l'infusion, ce qui serait irritant pour la gorge ! Buvez-en 2 à 3 tasses par jour.

Puis hydrater les muqueuses en inhalation

Vous aurez grand avantage ensuite à hydrater et apaiser l'inflammation des muqueuses respiratoires avec une inhalation de plantes douces, comme la camomille ou la lavande...

POUR L'INHALATION

Versez de l'eau frémissante sur la plante ou le mélange et respirez les vapeurs pendant quelques minutes ; vous pouvez le faire 2 fois par jour.

Précaution d'emploi : ne sortez pas juste après : avec les bronches dilatées, vous attraperiez tout ce qui traîne dans l'air...

Les HE spéciales toux sèches

L'HE de cyprès (*Cupressus sempervirens)* est décongestionnante, antitussive, antispasmodique, mucolytique et immunostimulante.

L'HE de myrte verte (*Myrtus communis* et *cineol*) est expectorante, fluidifiante, relaxante bronchique...

Toutes deux calment les toux sèches irritatives ou spasmodiques, ou les deux !

PAR VOIE ORALE

Elles peuvent être absorbées avec un peu de miel pour encore plus d'efficacité. Prenez 1 goutte pure de chaque dans un peu de miel 3 fois par jour, pendant une semaine au maximum.

Zoom sur les actifs apaisants du coquelicot

Adoucissant des muqueuses, le coquelicot calme les spasmes des toux sèches, favorise l'expectoration et facilite la respiration. Il était indiqué dans les toux coquelucheuses, comme l'indique son nom.
Il reproduit certains effets hypnotiques du pavot (il est de la même famille), mais de manière plus douce. C'est donc un narcotique léger et sédatif du système nerveux. Ainsi, il peut aussi être utile pour faciliter l'endormissement... surtout si on tousse !

Mon sirop pectoral au coquelicot

Utilisez 65 g de pétales secs pour 1 litre d'eau bouillante. Laissez infuser les pétales pendant 6 heures puis filtrez et ajoutez 180 g de sucre pour 100 g de liquide. Vous pouvez en prendre 5 à 10 c. à c. au maximum par jour (dosage pour adultes), pendant 3 à 5 jours selon les besoins.

J'AI MAL À LA GORGE OU UNE ANGINE

La plupart des angines sont virales, mais peuvent aussi être d'origine bactérienne, comme les angines à streptocoque, qui peuvent avoir des complications secondaires. Un prélèvement local par le médecin permet de faire le diagnostic. En cas d'angine avec fièvre (+ de 38 °C) se prolongeant plus de 48 heures, consultez rapidement.

Évitez les boissons chaudes ou acides (jus d'agrumes) et les plats trop chauds et contenant des morceaux durs à avaler. Sucer un glaçon (à l'eau) peut soulager une inflammation douloureuse.

Une goutte de tea tree antiviral en urgence !

EN APPLICATION LOCALE

1 goutte pure d'huile essentielle de tea tree (ou arbre à thé : *Melaleuca alternifolia*) à déposer directement là où ça fait mal et sur les ganglions, en massant tout doucement sans trop appuyer. Renouvelez le geste plusieurs fois par jour selon les besoins, pendant une semaine au maximum.

Précaution d'emploi : ne vous inquiétez pas si votre peau rougit un peu localement en cas de peau sensible, les rougeurs disparaissent très vite. Sinon, diluez l'huile essentielle dans quelques gouttes d'huile végétale (d'amande ou autre). En cas de doute, faites un test anti-allergie (voir p. 15).

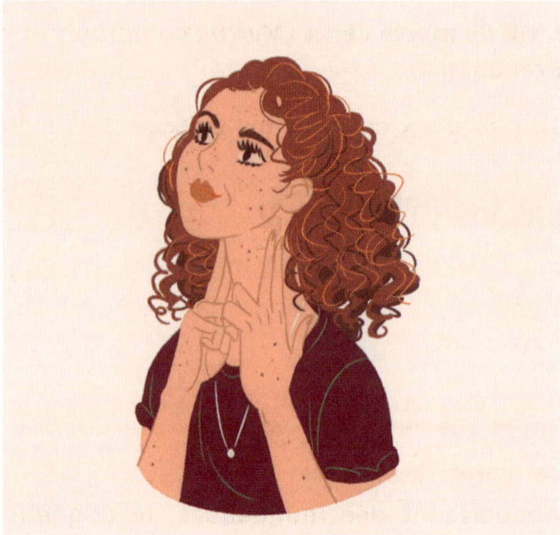

L'HE de thym à thujanol anti-infectieuse

Dans la famille des huiles essentielles de thym, le chémotype thujanol est particulièrement utile contre les maux de gorge. Pour rappel, il existe plusieurs chémotypes du thym dont certains sont très dermocaustiques et potentiellement toxiques (thymol et carvacrol) en interne. Il existe aussi le thym à linalol, beaucoup plus doux et plus simple d'utilisation.

PAR VOIE ORALE

Vous pouvez déposer 2 gouttes d'HE de thym à thujanol (Thymus vulgaris CT thujanol) dans 1 c. à c. de miel (ou sur un petit morceau de sucre non raffiné) à prendre jusqu'à 3 fois par jour. C'est efficace en deux jours en principe, sinon, ne dépassez pas 5 jours. *Attention, consultez votre médecin si les symptômes persistent.*

Le bon geste : le gargarisme anti-coup de froid

Très efficaces pour diminuer l'inflammation, on peut utiliser des plantes à tanins comme les feuilles de ronce en infusion tiède, de l'eau avec du gros sel (les bactéries n'aiment pas le sel) ou encore le vinaigre de cidre (ultra-efficace) à diluer dans de l'eau. Le vinaigre de cidre est antibactérien et stimulant des défenses immunitaires.

EN PRATIQUE

Si la douleur est très vive, vous pouvez réaliser ce gargarisme toutes les heures. Utilisez 1 c. à c. de vinaigre de cidre pour un verre d'eau tiède, gardez en bouche durant 30 secondes, puis recrachez. Recommencez plusieurs fois.

HELP, J'AI PERDU MA VOIX !

L'aphonie est une inflammation passagère du larynx souvent causée par le forçage vocal ou une infection. Elle dure rarement plus de 3 jours.

Je me détends et je fais des inhalations aux plantes

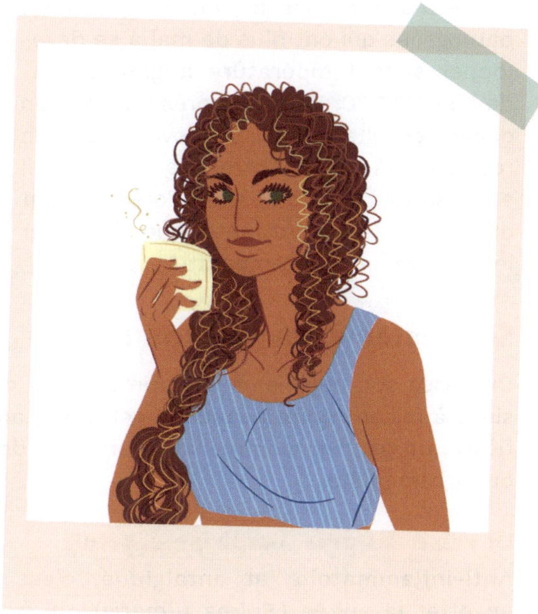

EN INHALATION

Pour hydrater et détendre les cordes vocales avec une infusion de thym. Respirez la vapeur (pas trop chaude) pendant plusieurs minutes, la tête recouverte d'une serviette. Vous pouvez rajouter une poignée de fleurs de camomille noble pour ses vertus anti-inflammatoires.

EN OLFACTION

On peut utiliser aussi l'HE de camomille noble (*Chamaemelum nobile*), 1 goutte à respirer directement sur un mouchoir 2 à 3 fois par jour.

La propolis aux vertus apaisantes pour ma gorge

La propolis est une substance produite et utilisée par les abeilles pour tapisser les parois de la ruche, afin de l'isoler et de la protéger des parasites, bactéries, virus et autres champignons. Riche en substances actives (résines, pollen, huiles essentielles, flavonoïdes, etc.), elle est efficace pour le traitement et l'apaisement des douleurs de la gorge.
Elle entre dans la composition de sirops, de pastilles à sucer et de sprays buccaux que vous pouvez aussi utiliser facilement.

PAR VOIE ORALE

Procurez-vous une teinture mère dans un flacon compte-gouttes, mélangez-en quelques gouttes (posologie variable en fonction du laboratoire) à du miel ou une boisson, à avaler 2 ou 3 fois par jour durant 3 à 5 jours.

MES REMÈDES EN CAS DE FIÈVRE

La fièvre est une réponse normale de l'organisme à la présence de micro-organismes pathogènes qui ont plus de mal à se développer si la température augmente au-delà de 37,5 °C. Elle ne représente pas un danger en elle-même. La fièvre ayant un rôle dans la lutte contre une infection, il s'agit surtout d'accompagner l'organisme et d'améliorer le confort plutôt que d'abaisser immédiatement la température.

À SURVEILLER

Une température supérieure à 40 °C ou une fièvre supérieure à 38,5 °C pendant plusieurs jours.
Il est préférable de consulter si des symptômes de malaise profond ou de douleurs intenses apparaissent ou si vous revenez d'un voyage dans un pays tropical.

Self-défense immunitaire

On laisse son organisme s'exprimer et se défendre, et on soutient son travail. Et infusions à foison ! Boire beaucoup est important pour se réhydrater pendant la durée de la fièvre. On peut consommer des infusions de plantes comme la reine-des-prés, le tilleul ou la camomille...

La reine-des-prés, l'aspirine végétale

Anti-inflammatoire et antalgique, c'est en effet la spirée (*Spirea ulmaria*) qui a donné son nom à l'aspirine, qui fut élaborée par synthèse de l'acide salicylique naturel extrait de ses fleurs. Elle est efficace (sous toutes ses formes) dans le traitement des manifestations douloureuses (arthrose, arthrite, rhumatismes), dans le syndrome grippal, les fièvres, les courbatures, les céphalées, les douleurs dentaires, les rhumes et les refroidissements.

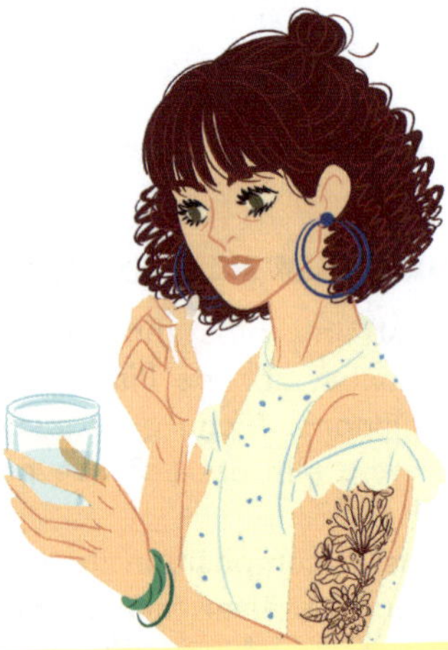

EN INFUSION

Utilisez une bonne pincée de fleurs ou une poignée de sommités fleuries par tasse, soit 20 à 30 g par litre. La température de l'eau est idéalement de 60 °C.
Consommez 3 ou 4 tasses par jour.

PRÉCAUTION D'EMPLOI

Attention, cette plante est à éviter chez les personnes allergiques à l'aspirine et sous anticoagulants.

- **En teinture mère ou autre extrait fluide de plantes fraîches (SIPF, EPS)**, la posologie est indiquée selon la forme de l'extrait.
- **En complément alimentaire (poudre de plante en gélules)** : prenez de 250 mg à 1,5 g par jour.

Le tilleul, le thym et la camomille

On peut recourir à des plantes qui favorisent la transpiration comme le tilleul, à celles qui aident à éliminer les toxines et à combattre les infections, comme le thym, et à celles encore qui apaisent, comme la camomille. Elles peuvent contribuer à faire baisser la fièvre quand elle est mal supportée.

EN INFUSION

Faites des infusions de ces plantes en vrac ; vous pouvez les mélanger entre elles (pour environ 2 ou 3 tasses) ou n'en utiliser qu'une seule. Pour le thym, dosez une pincée par tasse, pour la camomille, 2 ou 3 fleurs par tasse, pour le tilleul, une poignée par tasse. Buvez 2 ou 3 tasses dans la journée pendant une semaine.

COMMENT ACCOMPAGNER LA FIÈVRE ?

- Ne vous couvrez pas trop.
- Reposez-vous.
- Mangez beaucoup de fruits et de légumes pour vous doper en vitamines, surtout la vitamine C.
- Pour vous rafraîchir, utilisez un hydrolat (camomille, fleur d'oranger, rose, lavande) en compresses sur le visage et sur la nuque.
- Ne prenez pas de bain froid, contrairement à une idée autrefois très répandue : l'eau froide risque de faire remonter la température du corps en provoquant des frissons et générer de l'inconfort. Prenez plutôt un bain tiède.

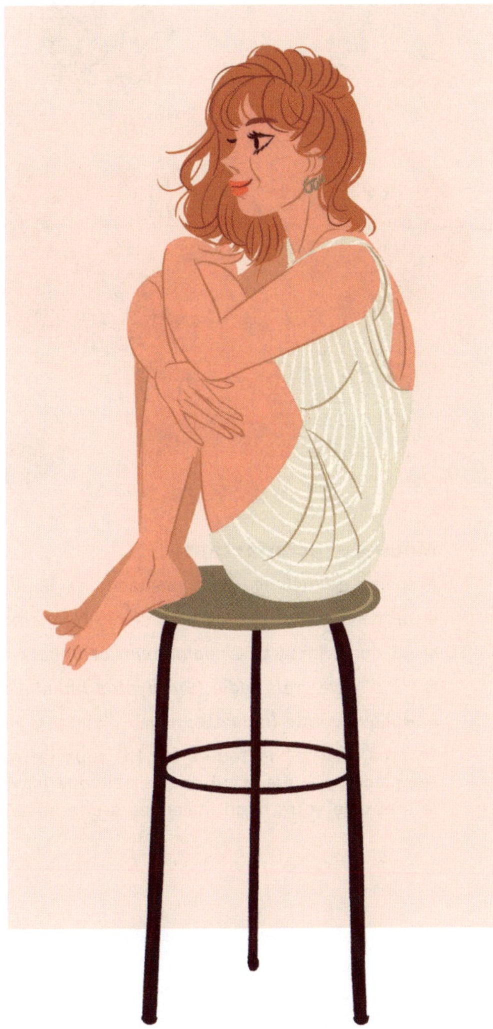

Les huiles essentielles pour soulager la fièvre

On utilise ici l'HE d'eucalyptus radié pour ses propriétés fébrifuges (qui aident à diminuer la fièvre), l'HE de ravintsara pour ses effets sur le système immunitaire et ses propriétés antivirales.

EN MASSAGE LOCAL

Massez-vous le plexus et le haut de la colonne vertébrale plusieurs fois par jour.

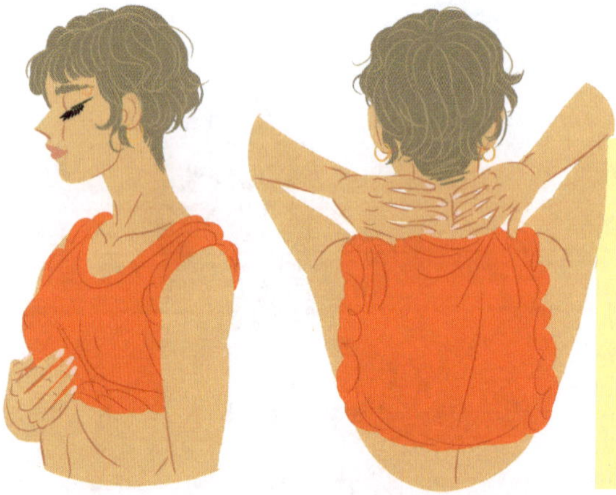

Les HE de bois de rose ou de bois de Hô possèdent les mêmes caractéristiques antivirales, antibactériennes et stimulantes immunitaires. L'arbre des forêts amazoniennes, d'où est extraite l'HE de bois de rose, ayant été surexploité, on remplace donc facilement son HE par celle du bois de Hô.

Mélange réconfortant

Préparez ce mélange dans un flacon de 10 ml avec :

- HE de bois de rose ou bois de Hô (*Cinnamomum camphora linaloliferum*) : 20 gouttes
- HE de ravintsara (*Cinnamomum camphora cineoliferum)* : 20 gouttes
- HE d'eucalyptus radié (*Eucalyptus radiata*) : 20 gouttes
- Huile végétale (noisette, noyau d'abricot, etc.), qui complète le reste du flacon (environ 7 ml).

Si vous n'avez pas toutes les HE sous la main, faites avec celles que vous avez (mais ne les remplacez pas par d'autres !). Et si vous n'avez pas de flacon, déposez 1 goutte de chaque dans le creux de votre main mélangée à une noisette d'huile végétale.

DURANT LA SAISON DE LA GRIPPE

En période d'épidémies de virus divers et variés, pensez d'abord à la prévention !

La chasse au virus avec l'HE de ravintsara

EN OLFACTION, EN PRÉVENTION

Déposez 1 goutte de ravintsara (*Cinnamomum camphora*) sur la face interne des poignets ou sur le col du vêtement en cas de fréquentation de lieux avec risque de contagion.

EN DIFFUSION

Mettez 6 gouttes d'HE de ravintsara dans l'appareil, à diffuser dans les lieux fermés.

EN MASSAGE

Si vous sentez que le virus a dépassé vos bornes immunitaires, appliquez, en plus, 2 ou 3 gouttes d'HE de ravintsara dilué dans une noisette d'huile végétale sur le thorax et le haut de la colonne vertébrale pendant 3 à 5 jours.

EN OLFACTION, LORS D'ÉPIDÉMIE

On peut aussi utiliser l'HE de ravintsara en olfaction sur un mouchoir, dans le creux des mains ou encore dans un stick inhalateur à transporter partout en cas d'épisodes épidémiques. Déposez quelques gouttes d'une ou de plusieurs HE en mélange sur la mèche de coton (entre 5 et 10 gouttes par mèche environ). À respirer plusieurs fois lentement et profondément chaque fois que nécessaire. Ce stick s'emporte partout et peut être utilisé pendant plusieurs jours d'affilée.

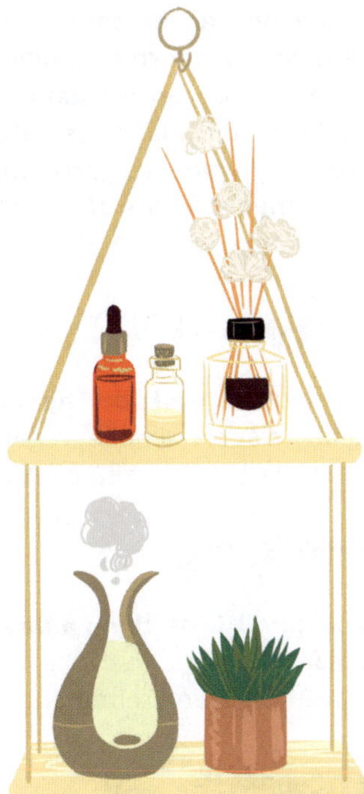

Le thym, ma plante antivirale préférée

Le thym est une plante incontournable durant les périodes épidémiques, efficace en préventive comme stimulante immunitaire et/ou curative.
C'est un puissant antioxydant, anti-infectieux et tonifiant général de l'organisme. Il renferme de nombreux polyphénols, tanins, flavonoïdes, acides phénols, des huiles essentielles, des vitamines et minéraux. Elle est très efficace dans les infections des voies respiratoires (rhume, toux, bronchite, angine, sinusite), mais aussi digestives et urinaires.

Comment je l'utilise ?

Il existe 7 huiles essentielles différentes de l'espèce *Thymus vulgaris*. Certaines sont extrêmement puissantes (phénols), dermocaustiques, potentiellement toxiques. C'est pour cette raison que la meilleure forme d'utilisation du thym est l'infusion, à la fois puissante, sans danger et simple à employer.

EN INFUSION

1 petite c. à c. de feuilles sèches par tasse ou 15 g par litre. Buvez 2 ou 3 tasses par jour.

On peut cependant facilement utiliser deux variétés de thym sous forme d'huile essentielle en application, en inhalation et en gargarisme (à avaler) dans les infections respiratoires : *Thymus vulgaris linalol* (à linalol) *et Thymus vulgaris thujanoliferum* (à thujanol).

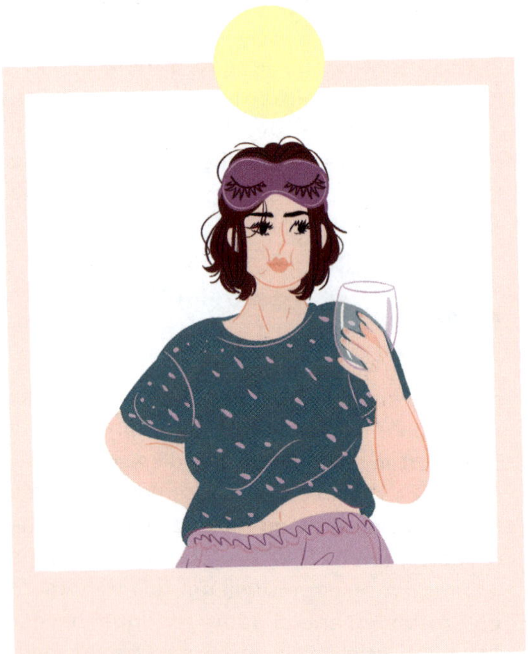

EN APPLICATION LOCALE

Mélangez 2 gouttes d'HE de **thym à linalol** dans une noisette d'huile végétale en application sur le thorax et le haut du dos.

PAR VOIE ORALE

Prenez 1 goutte d'HE de **thym à linalol** (ou bien de **thujanol)** dans une c. à c. de miel, pendant 2 à 3 jours en traitement curatif.

EN OLFACTION SÈCHE

Quelques gouttes de thym à linalol sur un mouchoir, à respirer durant la journée, en curatif ou en préventif.

CHAPITRE 3

Un système digestif au top !

Formé par une suite d'organes reliés entre eux (bouche, gorge, estomac, pancréas, foie, vésicule biliaire, intestins), notre système digestif a pour rôle l'assimilation des nutriments par notre organisme et l'élimination des éléments non assimilables. La nourriture est mastiquée puis avalée, direction l'estomac où elle est brassée, puis passe à travers l'intestin, où les éléments nutritifs sont dégradés en petites molécules capables d'être absorbées par l'organisme et ainsi être distribuées à toutes les cellules du corps. Le reste se dirige vers le côlon pour être rejeté. Ce système fonctionne avec le coup de pouce de bactéries qui procèdent aux transformations chimiques nécessaires.

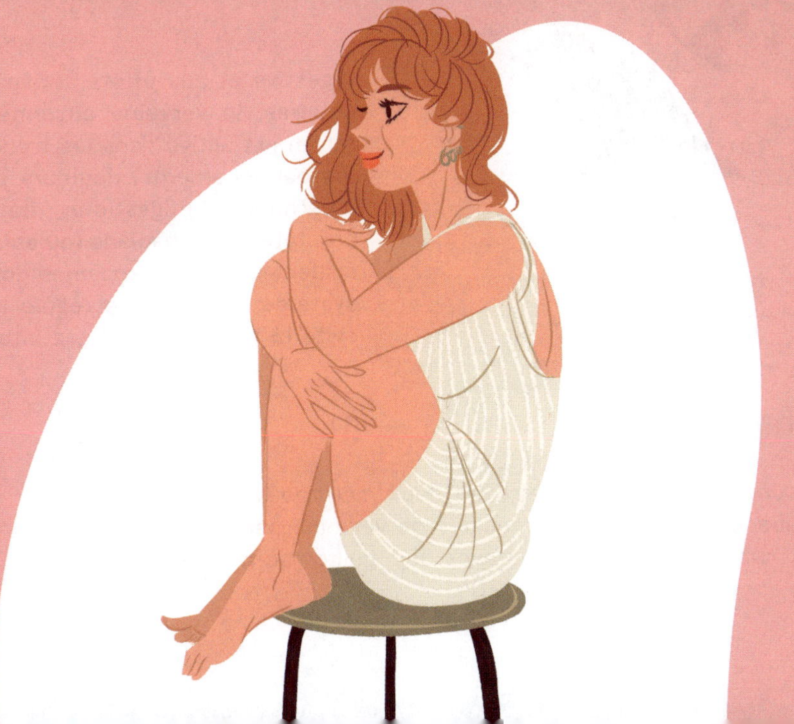

L'ESTOMAC, ORGANE CLÉ DE LA DIGESTION

L'estomac est un organe clé pour bien broyer, malaxer et évacuer les aliments. Il est tapissé de cellules qui sécrètent les sucs gastriques composés d'enzymes et d'acide chlorhydrique qui permet de détruire les bactéries de notre alimentation. Heureusement, les parois stomacales sont protégées par un épais mucus.

Lorsque le sphincter entre l'œsophage et l'estomac ne se ferme pas correctement, le contenu gastrique peut entrer en contact avec la muqueuse œsophagienne : ça brûle, c'est le reflux.

L'estomac est relié à l'œsophage par le cardia, un sphincter qui s'ouvre pour permettre à la nourriture de passer pendant la déglutition. Il assure l'étanchéité entre l'œsophage et le contenu très acide de l'estomac. Le produit de la transformation de la nourriture se déverse dans le duodénum par le pylore, dont le rôle est de restreindre le passage de particules de taille supérieure à 0,5 mm.

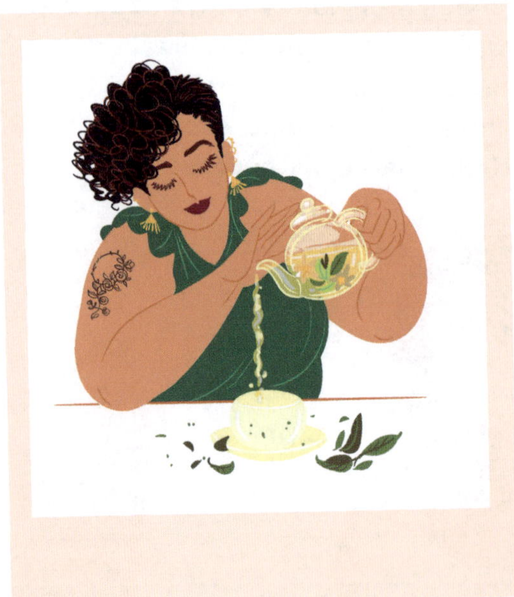

J'ai trop mangé, j'ai trop bu...

Que ce soit en quantité ou en qualité, on dépasse parfois les bornes... L'essentiel est de ne pas le regretter !

Mes petits digestifs sans alcool : verveine citronnée et badiane

Digestive et aux effets antispasmes musculaires, la verveine citronnée (ou odorante) est active dans les troubles comme les ballonnements, douleurs et lourdeurs d'estomac, indigestions, flatulences et éructations. La badiane (ou anis étoilé) agit également sur les spasmes douloureux du système digestif, elle régule le transit et évite la formation des gaz intestinaux.

EN INFUSION

Prenez l'une ou l'autre ou, mieux, les deux mélangées en infusion, à raison d'une étoile de badiane et d'une pincée de feuilles de verveine par tasse. À siroter plutôt entre les repas et non juste après si vous avez déjà l'estomac qui déborde...

Les HE détox qui agissent vite et bien

Si votre estomac déborde déjà, utilisez plutôt **l'huile essentielle de gingembre** (*Zingiber officinale*) et **l'essence de citron** (*Citrus limon*), les meilleures amies du système digestif. Le citron protège la sphère digestive et renforce le système hépatique lors d'excès alimentaires. Le gingembre est un excellent tonique, stimulant des fonctions et sécrétions digestives.

EN PRATIQUE

Prenez 2 gouttes à avaler sur un support neutre ou un petit morceau de sucre non raffiné ; à renouveler selon les besoins jusqu'à 4 fois par jour au maximum.
On peut les associer, 1 goutte de chaque, pour un effet encore plus efficace.

SOS lendemain de fête ou nausées persistantes !

Championne des lendemains de fête : la **menthe poivrée** (*Mentha piperita*) ! Elle réduit les spasmes du système digestif et stimule les sécrétions biliaires.

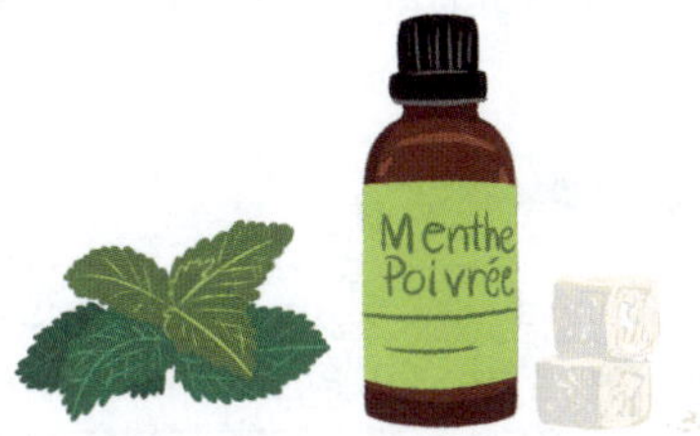

PAR VOIE ORALE

Prenez 1 ou 2 gouttes d'HE de menthe poivrée, sur un support neutre ou un petit morceau de sucre non raffiné. Attention, c'est fort ! À répéter 2 ou 3 fois dans la journée, pas plus de 6 gouttes par jour.

EN MASSAGE CONTRE LA GUEULE DE BOIS

On peut aussi se masser les tempes, en faisant bien attention aux yeux, avec 1 goutte diluée dans 3 gouttes d'huile végétale pour alléger la tête lourde.

EN INFUSION ET HYDROLAT

Si l'on a trop bu la veille, on peut aussi l'utiliser en infusion (une poignée par tasse) ou en hydrolat (1 c. à s. dans un verre d'eau) pour s'hydrater, c'est important !

J'ai mal au cœur : nausées, vomissement, mal des transports...

La nausée est un trouble caractérisé par une envie de vomir. Mécanisme de défense de l'organisme, le fait de vomir entraîne des contractions de l'estomac, du diaphragme et des abdominaux. Cela peut s'accompagner d'autres symptômes comme des maux de tête, des vertiges, des sueurs froides, des palpitations, des diarrhées...

Si le corps expulse, tant mieux, il sait ce qui est mauvais pour lui... Cela peut être la conséquence d'une intoxication alimentaire ou d'un excès (nourriture, alcool). Dans le cas du mal des transports, il s'agit d'une perturbation liée au déséquilibre entre le centre de l'équilibre situé dans l'oreille interne et les données transmises par les yeux : le corps est immobile dans un véhicule qui se déplace.

Voici quelques remèdes pour dénouer l'estomac en cas de nausée...

EN OLFACTION

Avant de prendre les transports, on prépare un stick inhalateur à dégainer à tout moment du voyage. Imbibez la mèche du stick avec 10 à 15 gouttes d'essence de citron.

PAR VOIE ORALE

On peut aussi avaler 2 gouttes d'essence de citron ou d'HE de gingembre, ou les deux ensemble, sur un petit morceau de sucre non raffiné ; à répéter 2 ou 3 fois dans la journée selon les besoins en prévention et lors de chaque trajet..

L'HE de menthe poivrée peut aussi être utilisée en olfaction, sentie directement au flacon lentement et profondément. Si cela n'est pas suffisant, on peut déposer une trace (pas une goutte entière) sur le dos de la main à lécher.

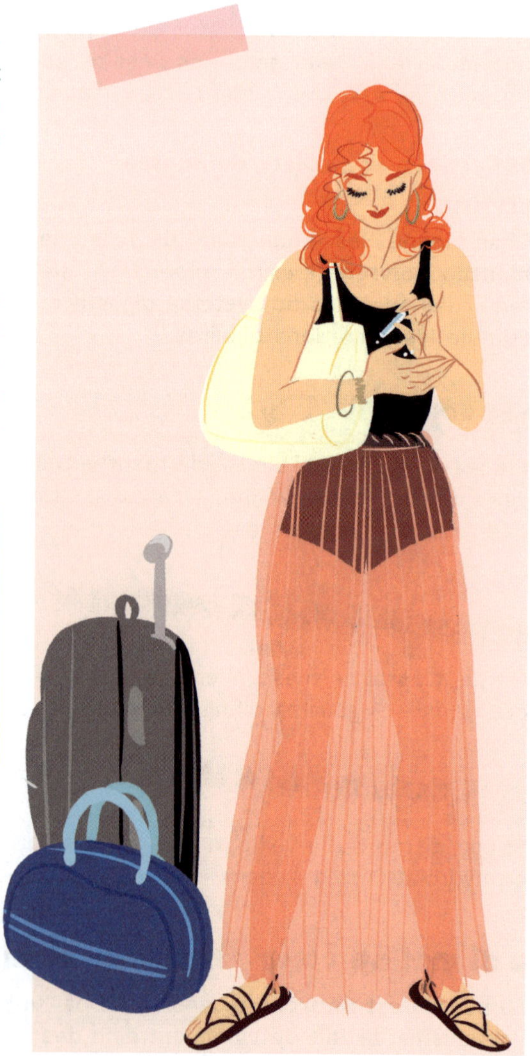

EN HOMÉOPATHIE

On utilise la Cocculine® à raison de 2 comprimés à sucer 3 fois par jour la veille et le jour du voyage et 2 comprimés à sucer dès l'apparition des symptômes, et à renouveler si nécessaire.

L'hydrolat de basilic ou de menthe poivrée pour me rafraichir

À AVALER

Diluez 1 c. à c. d'hydrolat de menthe poivrée, très rafraîchissante, ou de basilic, anti spasmodique puissant, dans un verre d'eau. Buvez par petites gorgées après un vomissement et pour atténuer les spasmes gastriques.

EN GARGARISME OU VAPORISATION

On peut aussi les utiliser pour se gargariser, se rincer la bouche et la gorge, ou bien vaporiser l'hydrolat sur son visage pour se rafraîchir après un vomissement.

Je calme mes brûlures d'estomac

La brûlure d'estomac (ou gastrite) est une inflammation de la muqueuse gastrique. Elle peut être causée par différents phénomènes comme le stress, certains aliments irritants, les effets secondaires des médicaments anti-inflammatoires qui altèrent la paroi digestive, un reflux gastro-œsophagien persistant, une bactérie (*Helicobacter pylori*).

Les bons réflexes

On évite de consommer des aliments trop épicés, trop sucrés, trop gras, et on peut boire une eau gazeuse riche en bicarbonate. On évite de se pencher en avant ou de se coucher après manger.

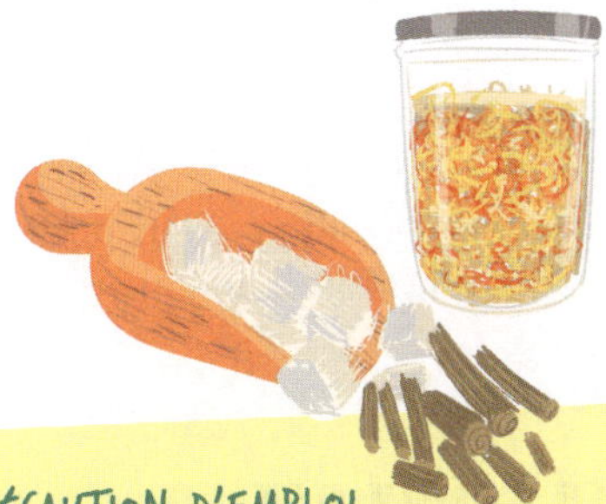

PRÉCAUTION D'EMPLOI

Attention à l'HE de menthe poivrée en cas de gastrites et d'ulcères gastriques : elle favoriserait le relâchement du sphincter entre l'estomac et l'œsophage (voir p. 42), ce qui n'est pas souhaitable en cas de reflux.

La macération calmante de guimauve et réglisse

La guimauve est riche en mucilages, des molécules qui gonflent au contact de l'eau et forment des solutions colloïdales et gélatineuses. Cette substance crée un film apaisant et protecteur qui se dépose sur les muqueuses.

La réglisse est cicatrisante, anti-inflammatoire et protectrice des muqueuses gastriques et du tube digestif. Elle est préventive et curative de l'ulcère gastrique et duodénal. Pour ces deux plantes on utilise la racine broyée ou coupée en tout petits morceaux.

EN MACÉRATION

Utilisez une bonne pincée de guimauve + une petite pincée de réglisse par tasse, laissez infuser au moins 15 min, et remuez bien avant de filtrer. Idéalement, laissez macérer la guimauve dans un fond d'eau tiède plusieurs heures (toute la nuit par exemple), puis procédez à l'infusion dans un deuxième temps, en rajoutant la réglisse à la macération, et enfin l'eau chaude.

CONTRE-INDICATION

La réglisse ne doit pas être utilisée en cas d'hypertension.

L'essence de citron pour éteindre le feu

Efficace rapidement sur la sensation de brûlure, l'essence de citron (*Citrus limonum*) assure une action protectrice de l'estomac en stimulant la production de mucus (sans diminuer la production d'acide).

PAR VOIE ORALE

1 ou 2 gouttes à avaler sur un petit morceau de sucre non raffiné et à laisser fondre en bouche, 2 ou 3 fois par jour, selon les besoins.

Stop au reflux gastro-œsophagien (RGO)

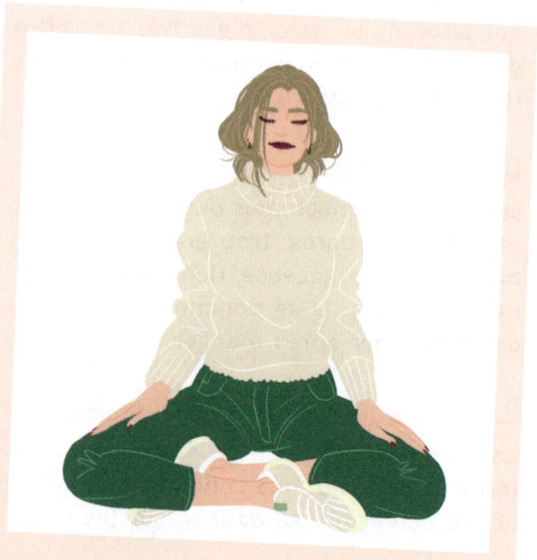

Une brûlure au creux de l'estomac qui remonte dans la poitrine, accompagnée de régurgitations acides, de douleurs à l'estomac, la voix enrouée, des irritations de la gorge, une toux chronique (surtout la nuit), des douleurs thoraciques… Le RGO peut être causé par un dysfonctionnement du sphincter gastrique au niveau de la jonction avec l'œsophage (le cardia), entraînant des remontées acides provoquant des brûlures de sa paroi, ou par une hernie hiatale. C'est souvent le stress qui est à l'origine du RGO : le fonctionnement du tube digestif sous contrôle du système nerveux autonome (indépendant de notre conscience) peut être dérégulé.

Les bons réflexes

- ✓ **Des activités de gestion du stress** (yoga, qi gong, sophrologie, relaxation, etc.), tout comme la marche durant 30 min par jour, ont une incidence bénéfique.
- ✓ **L'ostéopathie** peut être utile, notamment dans le cas des hernies hiatales.
- ✓ **On fait attention aux épices pimentées**, à l'alcool, aux repas trop copieux, à l'excès de mauvaises graisses, et on **parsème ses plats d'épices digestives** comme le cumin, le carvi, l'anis vert, le fenouil, la badiane…
- ✓ **On évite de s'allonger** ou de se pencher en avant après avoir mangé.
- ✓ **On dort du bon côté, à gauche** : cela permettrait aux organes de digestion (estomac, pancréas et foie-vésicule) d'émettre des sécrétions enzymatiques progressives et optimales dans leur rôle d'émulsifiant des graisses et de neutralisation des acides gastriques.
- ✓ **On évite les vêtements trop serrés** qui compriment l'abdomen.

En premier geste : le gel d'aloès, cicatrisant des muqueuses

Ce gel va aider à cicatriser les muqueuses irritées après une crise. Différent du gel « cosmétique », le gel « à boire » se trouve en bouteille et doit être idéalement non chauffé, non pasteurisé et biologique.

À AVALER

À boire par petites gorgées après une crise.

Le curcuma : anti-inflammatoire digestif et antiulcéreux gastrique

À AVALER

Anti-inflammatoire puissant, le curcuma peut être consommé séché en poudre, mélangé aux aliments, à raison de 1 c. à c. 3 fois par jour. Il se trouve aussi en poudre de racine en gélules ou encore en gouttes (TM ou SIPF) : suivez la posologie indiquée par le labo.

Le lithothamne pour désacidifier le terrain sur la durée

Riche en carbonate de calcium, le lithothamne est une algue qui neutralise l'acidité gastrique.

EN COMPLÉMENT ALIMENTAIRE

On le trouve généralement sous forme de poudre en gélules. Suivez la posologie indiquée par le labo et faites une cure de 3 semaines, éventuellement à renouveler.

Le bourgeon de figuier : l'allié de mon estomac

Il agit à la fois sur le stress et sur la muqueuse gastrique. Connu pour ses propriétés de régulation neurosensorielles, il possède une action importante au niveau du système digestif et contribue à apaiser les ulcères gastro-duodénaux, les gastrites et les troubles des sécrétions stomacales.

PAR VOIE ORALE

Buvez-en 25 à 50 ml par jour par petites gorgées après une crise et en cure d'entretien.

Mon foie, mon filtre vital

Organe sophistiqué qui élabore, transforme, métabolise, et qui est même capable de se régénérer, le foie est la plus grosse et la plus lourde glande de l'organisme (1,5 kg), mais aussi la plus vascularisée. Il joue un rôle central dans l'épuration du sang (il est traversé en moyenne par 1,5 l de sang par minute) et la détoxification des substances nocives pour qu'elles soient éliminées par la bile ou par l'urine. Il possède d'importantes capacités de régénération : si on enlève une partie, même importante, du foie, de nouvelles cellules (hépatocytes) sont fabriquées et il « repousse »...

Je stimule et je protège mon foie

Les missions principales du foie, en binôme avec la vésicule biliaire, sont la digestion et la production d'enzymes digestives qui se déversent dans l'intestin grêle, la digestion des lipides, le contrôle des fonctions métaboliques complexes (c'est dans le foie que sont élaborées et recyclées les hormones) et l'élimination des substances nocives. Il intervient dans la dégradation de toute substance toxique, qu'elle soit ingérée, injectée, touchée ou inhalée, afin d'empêcher l'accumulation de déchets dans le corps.

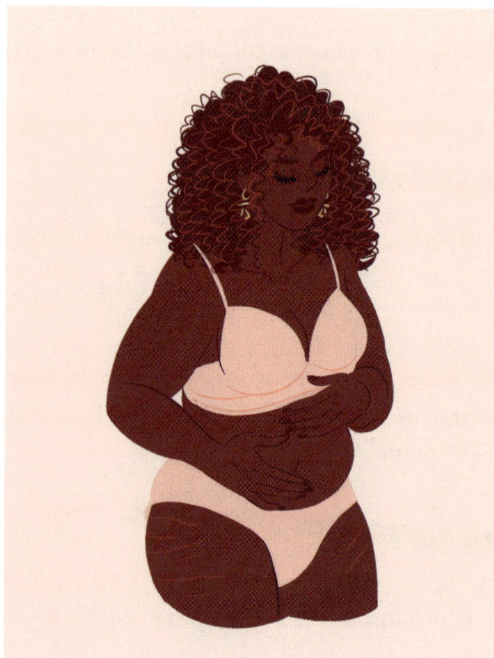

Le foie peut donc être « fatigué » par trop de travail, une forte exposition aux toxiques (excès de mauvaises graisses, sucre, alcool), aux virus, aux médicaments, aux produits chimiques. Heureusement, de nombreuses plantes ont une action stimulante sur son fonctionnement. Elles augmentent les sécrétions biliaires et facilitent l'évacuation de la bile.

Les plantes amères qui soutiennent le travail du foie

En phytothérapie, on utilise la racine de pissenlit, la chicorée, la fumeterre, le boldo, l'artichaut, le romarin et le chardon-Marie pour protéger et activer le travail du foie.

EN INFUSION

À raison de 1 c. à c. par tasse de l'une des plantes citées ci-dessus, 2 ou 3 tasses par jour. Si vous avez du mal avec l'amertume, mélangez avec des plantes comme la menthe ou la badiane pour harmoniser le goût.

Toutes ces plantes existent aussi sous forme d'extraits liquides en gouttes ; privilégiez les formules sans alcool !

À AVALER

Vous pouvez aussi les utiliser sous d'autres formes, comme l'hydrolat de romarin : 1 c. à s. dans un verre d'eau 2 ou 3 fois par jour ou 3 ou 4 c. à s. dans un litre d'eau, à boire dans la journée Faites une cure d'environ 8 jours, ou plus longtemps, jusqu'à 15 jours, si votre foie est très fatigué..

Les huiles essentielles alliées du foie : citron, menthe poivrée et romarin

Leurs vertus protègent et stimulent la cellule hépatique. Les plus connues sont le romarin à verbénone, le citron et la menthe poivrée.

EN CURE, À AVALER

Deux fois par an, en février-mars et en septembre, on peut utiliser par exemple l'essence de citron (*Citrus limonum*) ou l'huile essentielle de romarin à verbénone (*Rosmarinus officinalis verbenoniferum*), à raison de 2 gouttes sur un petit morceau de sucre non raffiné à prendre le matin, un quart d'heure avant le repas, pendant 2 ou 3 semaines maximum.

EN USAGE PONCTUEL

On réserve l'HE de menthe poivrée (*Mentha piperita*) à un usage ponctuel, après un repas de fêtes par exemple, pour aider le foie à s'épurer.

ATTENTION ! CERTAINES HE SONT HÉPATOTOXIQUES PAR VOIE ORALE !

Elles peuvent endommager gravement les cellules du foie. Le **camphre** (même par voie cutanée dans certaines préparations, comme le baume du tigre par exemple, qui s'utilise ponctuellement sur une peau non lésée qui doit sécher à l'air libre ; jamais chez les enfants), la **sauge officinale,** la **cannelle écorce,** la **noix de muscade** sont parmi les plus hépatotoxiques. Il vaut mieux les éviter, sauf sur conseil d'un aromathérapeute.

Les aliments amis du foie

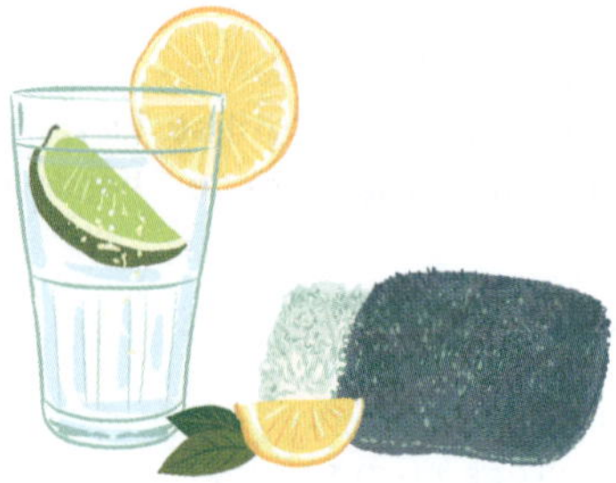

Certains aliments sont de véritables coups de pouce pour le foie et facilitent l'élimination des substances indésirables dans l'organisme :

- ✓ algues, jus d'aloe vera, curcuma, badiane, gingembre, cannelle…
- ✓ et plus généralement les fruits et légumes (bio évidemment !) ;
- ✓ la betterave crue râpée, ou en jus, c'est un régénérateur de la cellule hépatique ;
- ✓ le radis noir et toutes les petites salades sauvages de printemps comme le pissenlit, la chicorée, la roquette, etc., sont aussi dépuratives ;
- ✓ **un jus de citron dans de l'eau tiède**, à boire tous les matins, permet de soutenir la détoxification de l'organisme ;
- ✓ **une bouillotte** appliquée au niveau du foie, sous les côtes, induit une dilatation des vaisseaux, ce qui facilite l'afflux sanguin.

Je chouchoute mon ventre et mes intestins

L'intestin grêle est le siège ultime de la digestion, il réduit les nutriments pour permettre leur absorption dans le sang et la lymphe. Le côlon se charge de l'élaboration de nos selles. Il absorbe beaucoup d'eau pour une bonne consistance des selles et abrite le microbiote.

Si j'ai une gastro…

En cas de maux de ventre, nausées, vomissements, diarrhée…, vous pouvez suivre les deux traitements ci-dessous ou prendre seulement l'un d'entre eux, au choix.

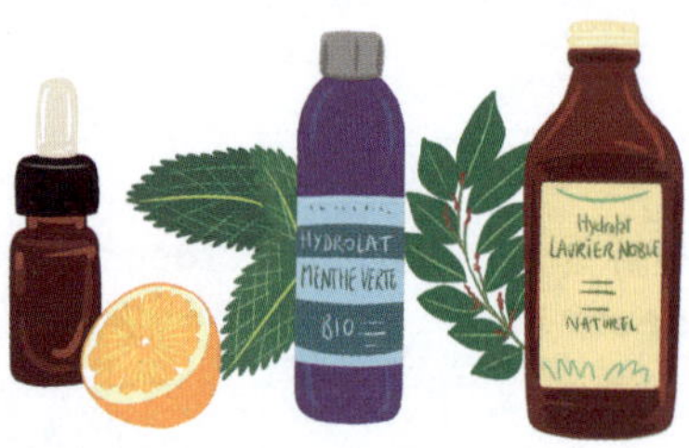

Stratégie n° 1 : les HE de citron et de laurier

L'essence de citron (*Citrus limonum*) calme et régule le système digestif par son activité sur les germes pathogènes. L'HE de laurier noble (*Laurus nobilis*) est un anti-infectieux qui aide à lutter contre le virus de la gastro et agit sur les fermentations gastro-intestinales.

À AVALER

1 goutte de chaque sur un support neutre à laisser fondre en bouche, 3 fois par jour pendant 5 jours.

Stratégie n° 2 : l'hydrolat de menthe

Antispasmodique, il agit sur le système digestif en diminuant les spasmes responsables des nausées. Son effet rafraîchissant est très apprécié, notamment en cas de vomissements.

À AVALER

1 c. à s. dans un verre d'eau, plusieurs fois par jour, dès que nécessaire.

Mes astuces naturelles contre la diarrhée

> ATTENTION, consultez si la diarrhée reste très abondante au-delà de 2 jours.

Sa cause peut être une colite provoquée par une intoxication, un virus, la prise d'antibiotiques, le stress... La déshydratation est la principale complication à éviter. Focus sur quelques remèdes ciblés et très efficaces qu'on choisit en fonction de ce que l'on a sous la main (en remède unique ou en synergie, les soins ci-dessous se complètent...).

La myrtille antidiarrhéique

Antibactérien intestinal et antidiarrhéique par son effet astringent.

EN DÉCOCTION

Une poignée de baies séchées par tasse dans de l'eau froide, amenez doucement à frémissement quelques minutes, puis laissez infuser encore 10 à 15 min. Buvez-en 3 tasses dans la journée.

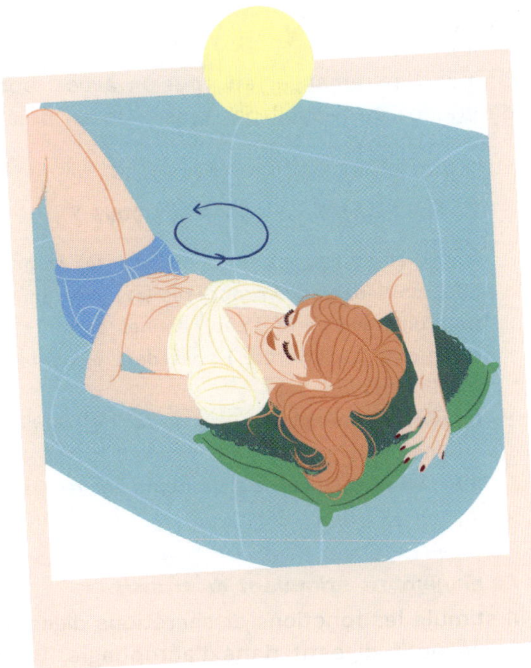

L'huile essentielle de laurier pour enrayer l'infection

Anti-infectieuse et antispasmodique, l'HE de laurier (*Laurus nobilis*) est indiquée dans les troubles digestifs et intestinaux : colite, flatulences, spasmes, fermentations et putréfactions intestinales. Elle permet de rétablir l'équilibre du microbiote.

EN MASSAGE

Utilisez 2 gouttes mélangées à une noisette d'huile végétale, en massage sur le ventre dans le sens inverse des aiguilles d'une montre, 2 à 3 fois par jour.

L'hydrolat de basilic

Il agit au niveau gastrique, intestinal et nerveux. Il permet de soulager les spasmes intestinaux douloureux provoqués par les affections intestinales, mais aussi le stress qui peut en être à l'origine.

À AVALER

1 c. à s. dans un verre d'eau, 2 ou 3 fois par jour, ou 3 ou 4 c. à s. dans une bouteille d'eau de 1 litre, à boire durant la journée.

Mes remèdes anticonstipation

La constipation se manifeste par une difficulté à évacuer les selles (généralement dures et petites). On est constipé quand on va moins de 3 fois par semaine à la selle. Une alimentation pauvre en fibres est souvent en cause. Manque d'exercice, hydratation insuffisante, prise de certains médicaments (antidépresseurs, antiacides) ou stress peuvent aussi entraîner une constipation.

La mélisse et le fenouil pour dénouer les intestins

La mélisse apaise les troubles nerveux et les spasmes intestinaux. Le fenouil agit favorablement sur les contractions des muscles lisses (involontaires) de l'intestin, et donc la motricité défécatoire.

EN INFUSION

On peut les mélanger en infusion avec 1 bonne pincée de feuilles de mélisse + 1 c. à c. de graines de fenouil par tasse. On en boit 2 ou 3 tasses par jour.

ET SI J'ESSAYAIS LES LAXATIFS DOUX ?

Mauve et guimauve sont adoucissantes et protectrices des muqueuses intestinales. Elles possèdent des propriétés laxatives douces grâce aux mucilages. Psyllium (à avaler avec un grand verre d'eau), graines de lin (à broyer avant d'en saupoudrer ses plats) et de chia (à réhydrater) possèdent également des mucilages, on peut les incorporer à l'alimentation.

Infusion de guimauve : 20 g de racines sèches coupées en petits morceaux par litre d'eau ou une petite cuillerée par tasse, 3 tasses par jour.

Infusion de mauve : 15 g de fleurs sèches par litre ou une poignée par tasse.

Le gingembre, stimulant du transit

Il stimule les fonctions et sécrétions digestives. C'est un très bon tonique et incontournable actif digestif dans l'aérophagie, les flatulences, la constipation, les nausées, les spasmes intestinaux. On peut l'utiliser sous forme d'infusion ou d'HE.

EN INFUSION

1 c. à c. de rhizome frais ou 1 c. à c. de gingembre en poudre par tasse, 2 ou 3 fois par jour.

PAR VOIE ORALE

1 ou 2 gouttes d'HE de gingembre (*Zingiber officinalis*) sur un support neutre (en vente en pharmacie) ou dans 1 c. à c. de miel ou d'huile d'olive, à prendre avant les repas en cas de constipation, à renouveler selon les besoins, pendant 3 jours au maximum.

Pour en finir avec le ventre ballonné

Les bactéries (cellulose des aliments fibreux) du microbiote agissent par fermentation et/ou putréfaction des molécules non digérées dans l'intestin grêle, ce qui génère des gaz.

Les infusions anti-ballonnement de badiane et fenouil

Douleurs d'estomac, spasmes abdominaux, ballonnements, éructations, flatulences, etc., sont les domaines de prédilection du fenouil et de la badiane, proches dans leur composition. Elles sont carminatives, elles facilitent donc l'expulsion des gaz.

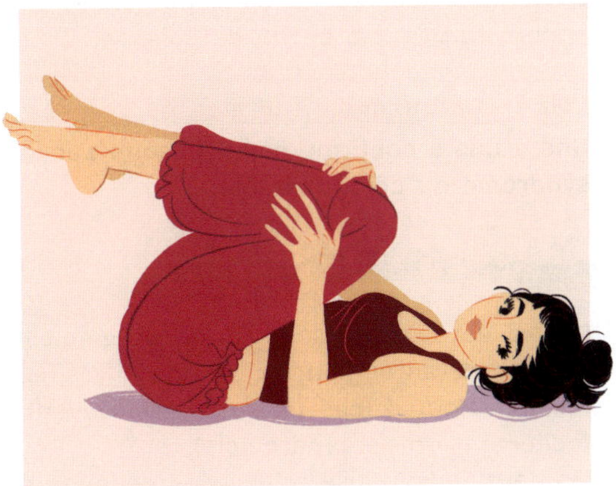

EN INFUSION

1 c. à c. de graines de fenouil + 1 étoile de badiane par tasse, buvez-en 2 ou 3 tasses par jour.

L'huile essentielle de basilic tropical à méthylchavicol (ou estragol)

Elle est neurorégulatrice et antispasmodique des fibres musculaires lisses, très utile dans les douleurs gastriques, la spasmophilie et les dystonies neurovégétatives (spasmes, angoisse avec oppression, tensions internes). Bref, son action apaise, calme et détend !

EN APPLICATION

3 ou 4 gouttes d'HE de basilic tropical (*Ocimum basilicum* à methylchavicol) diluées dans une huile végétale (de noisette par exemple), en massage sur l'abdomen pour apaiser les troubles liés au système digestif.

PAR VOIE ORALE

2 gouttes déposées sur un petit morceau de sucre de canne ou un support neutre. À renouveler si nécessaire, mais pas plus de 6 gouttes par jour ni plusieurs jours de suite.

J'ai le syndrome du côlon irritable

Intestin irritable, colopathie fonctionnelle, trouble fonctionnel intestinal, il est chronique, bénin et provoque maux de ventre, diarrhées, constipation et ballonnements. Il se manifeste par des phases de poussée et de rémission. Il est aggravé par le stress et l'anxiété. Fatigue, infection intestinale, intolérances alimentaires peuvent contribuer à son apparition.

Objectif : désenflammer mes intestins !

Le curcuma est antioxydant et anti-inflammatoire de la sphère digestive et articulaire.

À AVALER

1 c. à c. par jour de poudre diluée dans de l'huile (pour augmenter sa disponibilité) ou encore frais, râpé, en fin de cuisson.

Il est souvent indiqué qu'il doit être associé au poivre pour augmenter la biodisponibilité, la pipérine issue du poivre favorisant l'absorption intestinale, mais elle est trop irritante pour l'estomac.

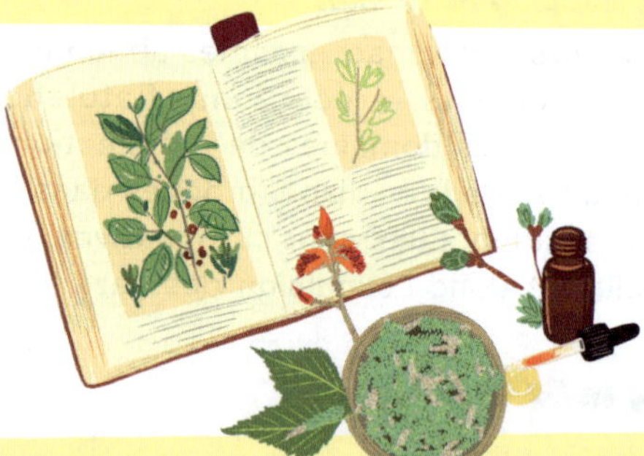

L'HE incontournable : la menthe poivrée

Une étude a confirmé son efficacité sur le syndrome du côlon irritable.

PAR VOIE ORALE

L'idéal est la prise sous forme de gélules gastrorésistantes pour éviter une diffusion dans l'estomac (ces produits se trouvent facilement en parapharmacie).
On peut aussi utiliser plus ponctuellement 1 goutte dans une boulette de mie de pain 3 fois par jour, ¼ heure avant le repas, pendant une semaine.

ATTENTION : si vous avez un risque de reflux, la menthe poivrée est déconseillée.

Mes réflexes alimentaires en cas d'irritation du côlon (colopathie)

Il est recommandé de consommer les fruits et légumes cuits, mais aussi d'éviter les choux, artichauts, ail, échalote et tout ce qui peut provoquer une irritation de la muqueuse intestinale : les aliments fibreux riches en cellulose ou en lignine pas très digestibles comme les asperges, la rhubarbe, les haricots verts, les blettes, les salades « dures », les crudités, l'ananas, les tomates crues, kiwis, fraises, framboises (à cause des pépins).
En dehors des crises, favorisez les fibres solubles des céréales (blé, orge, millet, riz, avoine, maïs, seigle).

CHAPITRE 4

Haro sur le stress, la fatigue et le manque de sommeil

Comment préserver notre énergie, la qualité de notre sommeil et faire face aux nombreux stress du quotidien tout comme aux dérèglements physiologiques qui y sont liés – mauvaise digestion, fatigue, mauvaise humeur ? Les pratiques de gestion du stress (yoga, sophrologie, méditation), la qualité de notre alimentation et l'activité physique sont la base pour soutenir notre énergie vitale tout au long de l'année. Les plantes et les HE vont aussi nous aider en agissant en particulier sur le système nerveux et notre capacité d'adaptation au stress.

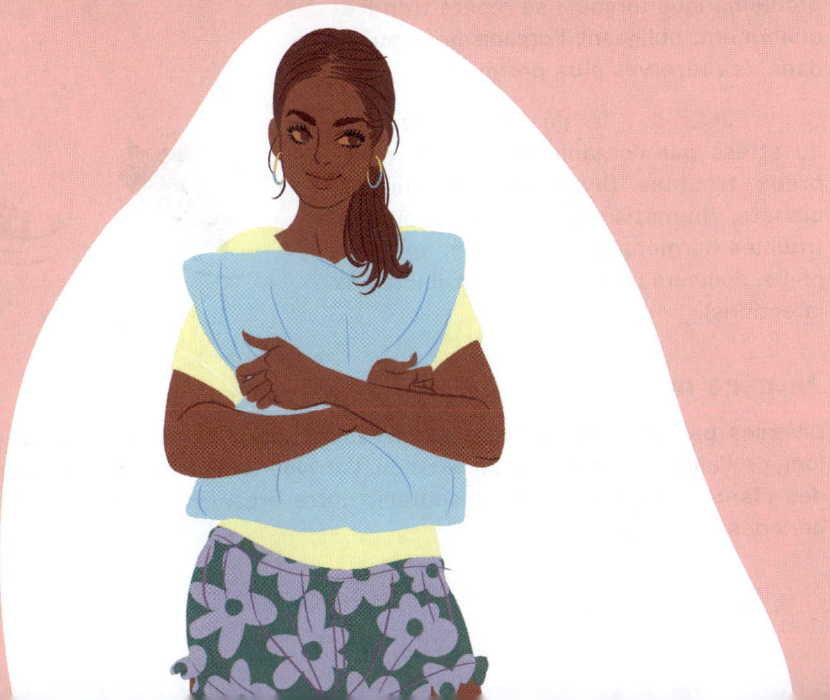

APAISER MON STRESS ET MES ÉMOTIONS

C'est quoi le stress ?

La fonction du stress est la mobilisation des ressources de notre organisme pour s'adapter à une situation, répondre à des facteurs d'agression, atteindre un objectif.

Que se passe-t-il en cas de stress aigu ?
Le système nerveux sympathique (involontaire et autonome) est très vite activé. L'adrénaline, la noradrénaline, la dopamine, sont libérées dans l'organisme pour préparer le corps à réagir : les fréquences cardiaques et respiratoires augmentent, la coagulation et le système immunitaire sont activés, tout comme la vigilance, les capacités d'attention et de jugement, et l'énergie nécessaire est mobilisée, consommant une grande quantité de magnésium notamment. Ce phénomène est normal et ne pose aucun problème s'il est ponctuel et que l'équilibre est ensuite rétabli. Cela devient problématique lorsqu'il se répète trop fréquemment, obligeant l'organisme à puiser dans des réserves plus profondes.

Conséquences : la gestion inadéquate du stress par l'organisme crée de nombreux troubles (hypertension, ulcères, diabète, rhumatismes, fatigue chronique, troubles hormonaux, dépression, spasmophilie, douleurs musculaires, sensibilité aux infections).

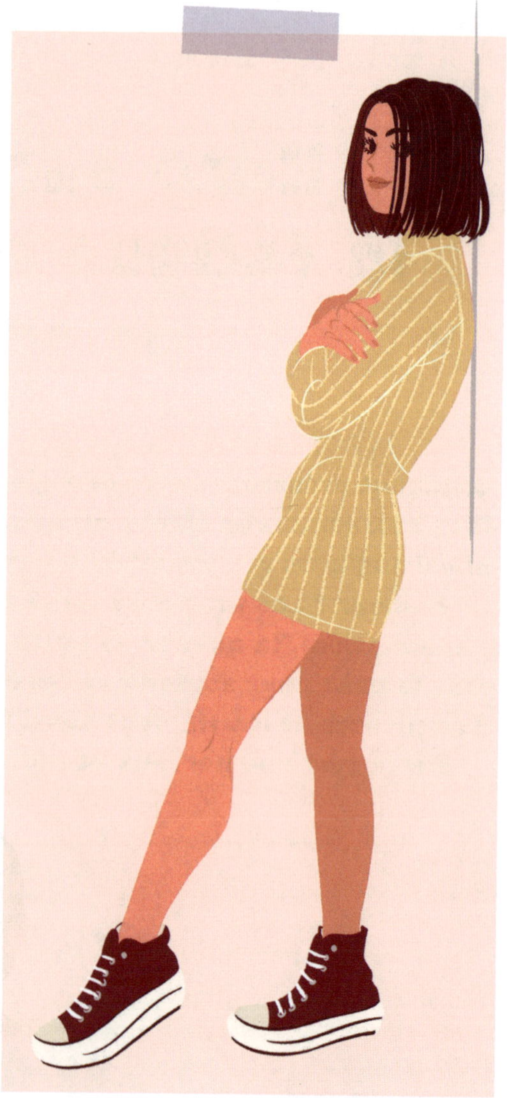

Je gère mon stress

Diverses périodes stressantes, au niveau physique ou psychique, se profilent tout au long de l'année : la rentrée, un examen, l'arrivée de l'hiver, etc. Les merveilleuses vertus des plantes adaptogènes vont soutenir notre organisme et nous aider à traverser ces périodes le mieux possible.

Le rôle des plantes adaptogènes

Un adaptogène se définit par une substance qui permet de préparer l'organisme à répondre de manière appropriée à un stress. La forme préventive est la plus pertinente, on prépare le terrain avant la survenue du stress. L'objectif est d'améliorer la résistance (à l'effort, au froid, à la fatigue, etc.), les performances physiques et intellectuelles, et de diminuer les réactions émotionnelles d'anxiété.

Les plantes adaptogènes permettent de réguler les réponses immédiates au stress et d'avoir une meilleure résistance sur le long terme. Elles agissent en stimulant les cortco-surrénales (cellules qui sécrètent des hormones dans le sang), en régulant la sphère neurovégétative et l'axe hypophysaire, et en augmentant les performances de l'activité cérébrale. Elles permettent de s'adapter aux différents types de stress, qu'ils soient physiques ou psychologiques.

Le top des plantes adaptogènes

Les plus connues sont le ginseng (*Panax ginseng*), le gingembre (*Zingiber officinalis*), l'éleuthérocoque (*Eleutherococcus senticosus*), la rhodiole (*Rhodiola rosea*), l'ashwagandha (*Withania somnifera*) ou encore le maca (*Lepidium peruvianum*).

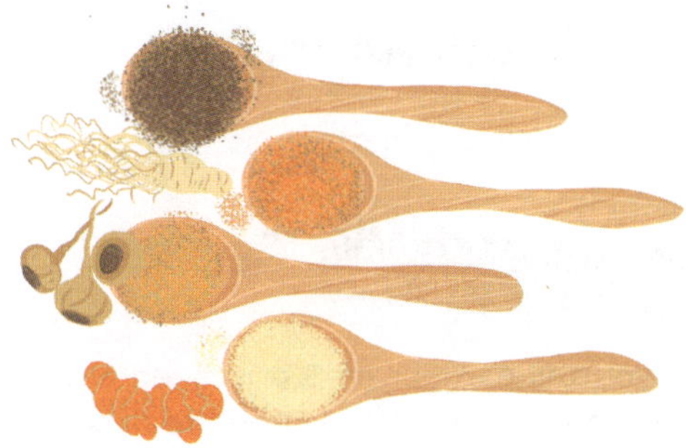

COMMENT JE LES UTILISE ?

Elles existent sous forme brute ou en poudre que l'on peut faire infuser ou incorporer à l'alimentation, en extrait fluide comme les teintures mères ou en gélules. Choisissez toujours des plantes biologiques !
Elles se prennent le matin, pour correspondre au pic de sécrétion de cortisone, en cure de plusieurs semaines avant la période ou l'événement stressant attendu afin que leurs effets se manifestent pleinement.

Je suis hyperémotive

L'hyperémotivité se caractérise par une perception excessive des émotions. Lors d'une émotion, l'hyperémotif réagit de façon extrême, tant sur le plan psychologique que physique, en souffrant de palpitations, de tremblements, de difficultés d'élocution...

L'aubépine, la plante pour le cœur et la sérénité

Elle ralentit la fréquence et diminue l'excitabilité cardiaque, elle améliore la résistance à l'effort, apporte à la fois détente et rythme. Elle est précieuse chez les sujets hyperactifs, surmenés, hyperémotifs, angoissés, pour apaiser les troubles du sommeil, dans les situations de stress avec palpitations et oppression thoracique.

BON À SAVOIR : les résultats durables de l'aubépine nécessitent au moins deux mois d'utilisation.

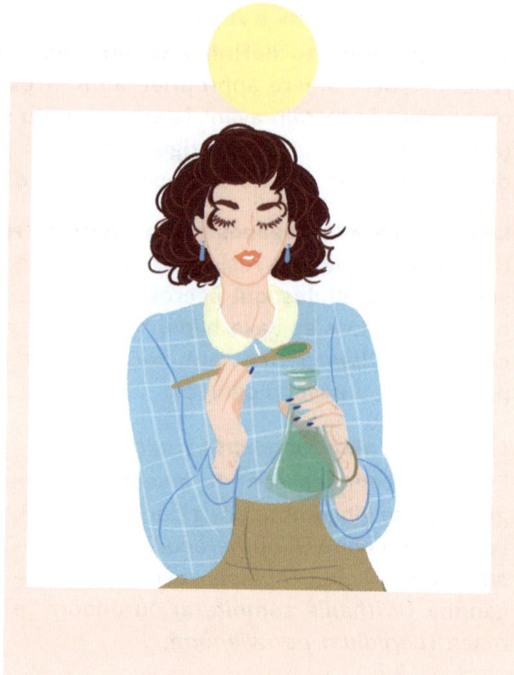

EN INFUSION

Utilisez une grosse pincée des sommités fleuries par tasse et buvez-en 2 ou 3 tasses par jour.

EN TEINTURE MÈRE

Prenez 10 à 20 gouttes, 3 fois par jour.

EN GEMMOTHÉRAPIE (MACÉRAT MÈRE)

5 gouttes par jour en 3 prises, en augmentant progressivement le nombre de gouttes, jusqu'à 15 maximum. Prévoyez en général une cure de 3 semaines, à renouveler après un arrêt d'une semaine.

L'ylang-ylang, le modérateur émotionnel

L'huile essentielle d'ylang-ylang (*Cananga odorata*) est idéale dans les états de stress et d'anxiété, les troubles du sommeil, les insomnies, les troubles cognitifs (de l'attention, de la mémoire, du langage) induits par l'angoisse, les états hypertensifs, les palpitations, la panique, les crises d'angoisse...

Sédatif cardiaque, hypotenseur, relaxant général, il débloque le plexus cardio-respiratoire. Une étude a montré que l'HE d'ylang-ylang réduit la vigilance liée à l'humeur et augmente le calme chez les sujets testés.

EN OLFACTION

Diluez 2 ou 3 gouttes d'HE d'ylang-ylang mélangées à une noisette d'huile végétale (amande, jojoba...) en application sur l'intérieur des poignets, des coudes, sur le plexus. Respirez lentement pour combiner les effets olfactifs et cutanés, lors de crises ou en rituel quotidien.

J'ai le trac

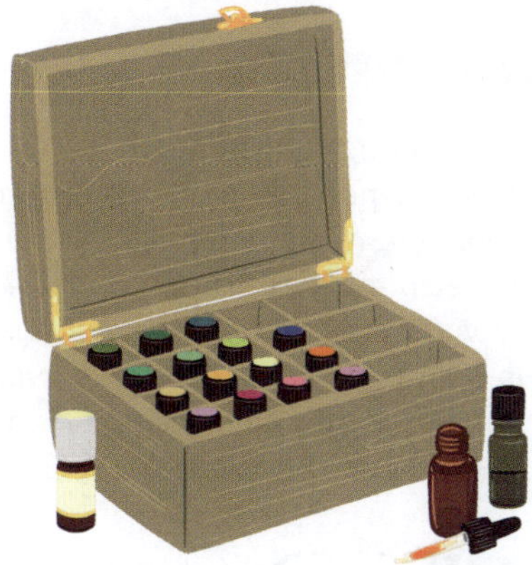

Le trac est une émotion qui s'apparente, parmi les quatre émotions principales, à la peur. C'est une réaction de l'organisme face à un déclencheur perçu comme un agresseur potentiel. Peur des jugements, du ridicule, de l'inconnu..., le trac peut être un frein qui empêche l'expression de soi et entraîne une forme de paranoïa, de repli sur soi, de tensions internes. Les effets du trac se travaillent afin d'être acceptés, relativisés, dédramatisés.

Mon réflexe huiles essentielles antitrac

La respiration consciente est une des clés pour faire baisser la pression, accompagnée par l'olfaction d'une huile essentielle choisie pour son effet bénéfique sur le système nerveux. On peut piocher parmi le top 5 suivant et combiner leurs effets si on le souhaite...

- L'HE de camomille noble ou romaine (*Chamaemelum nobile*) pour son effet puissamment anxiolytique.
- L'HE de laurier noble (*Laurus nobilis*) pour son effet antistress qui encourage la confiance, dans l'idée de surmonter la situation.
- L'HE de lavande officinale (*Lavandula angustifolia*) ou l'ylang-ylang pour leur effet hypotenseur et leur capacité à renforcer l'apaisement.
- L'HE de bergamote (*Citrus bergamia*) ou la mandarine (*Citrus reticulata*) très relaxantes.
- L'HE de petit grain bigarade (*Citrus aurantium*) pour retrouver la joie...

EN PRATIQUE

On dépose 2 gouttes (au maximum) sur la face interne des poignets à respirer lentement et tranquillement quelques minutes avant un événement stressant.

Je manque de confiance en moi

Sentiment d'infériorité, culpabilité, timidité, peur du jugement et du regard des autres, incapacité à s'affirmer et à se défendre, etc. : toutes sortes de blocages nous empêchent de nous épanouir et provoquent souvent des situations de « sabotage », où on n'agit pas en fonction de ses vraies valeurs.

Forte comme une déesse avec le laurier noble

Le laurier, c'est l'arbre du dieu solaire et de l'esprit en liberté, Apollon, dans la mythologie grecque, qui couronne la tête des héros. Lauréat vient du mot latin *laureatus* qui signifie « couronné de laurier ». L'huile essentielle de laurier (*Laurus nobilis*) est régulatrice du système nerveux, neurotonique et stimulante cérébrale. Elle peut être utilisée dans les situations d'anxiété, comme le manque de confiance en soi, où elle apporte une certaine maîtrise de soi.

EN OLFACTION

Déposez 1 ou 2 gouttes sur la face interne de vos poignets et respirez lentement et profondément en comptant 4 sur l'inspiration et 6 sur l'expiration. À faire lorsque vous vous sentez faible, dévalorisée, que vous doutez de vous, que vous avez besoin de vous exprimer davantage, de vous affirmer et d'avoir du courage.

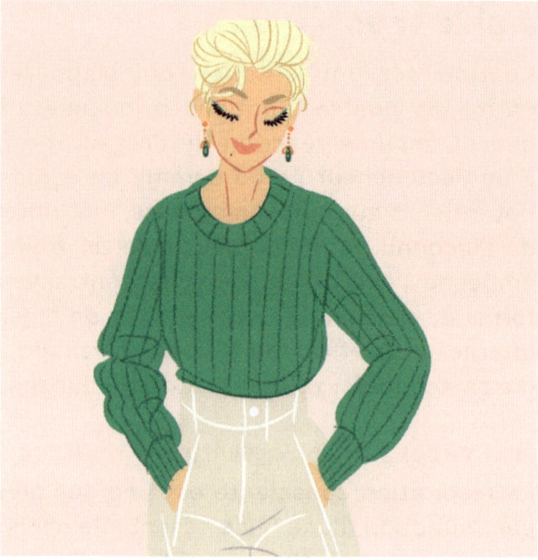

EN MASSAGE

On peut aussi diluer l'HE dans quelques gouttes d'huile végétale (amande, abricot...) à appliquer sur le plexus et la nuque.

Quand tout m'énerve, comment apaiser ma colère ?

La colère est une émotion, une réaction à un stress et à une frustration et un moyen de défense. Elle indique le dépassement de notre seuil de tolérance, notre besoin d'être entendue, respectée. Se mettre en colère, c'est vouloir que quelque chose change, ne plus subir une situation ou obtenir réparation. Ses manifestations, comme le fait de crier, de frapper ou de jeter des objets, font baisser la tension sur le moment, mais génèrent ensuite un mal-être et ne font qu'augmenter la frustration.

Mon stick anticolère

L'huile essentielle d'angélique (*Angelica archangelica*) agit en apaisant le système nerveux sympathique, qui stimule et prépare le corps à l'action en augmentant le rythme cardiaque et la pression artérielle. Elle est indiquée notamment lors d'épisodes d'hypersensibilité, de colère, et lors des périodes de sevrage (addictions).
La respiration consciente, avec des inspirations profondes et contrôlées, agit aussi sur le ralentissement des battements cardiaques et la stabilité de la pression sanguine.

EN OLFACTION

Imbibez la mèche du stick inhalateur d'une dizaine de gouttes d'HE d'angélique, à respirer plusieurs fois, dès que nécessaire, lentement et profondément. On combine ainsi les effets de la respiration et l'influence des molécules aromatiques sur la détente du corps et l'apaisement psychique.

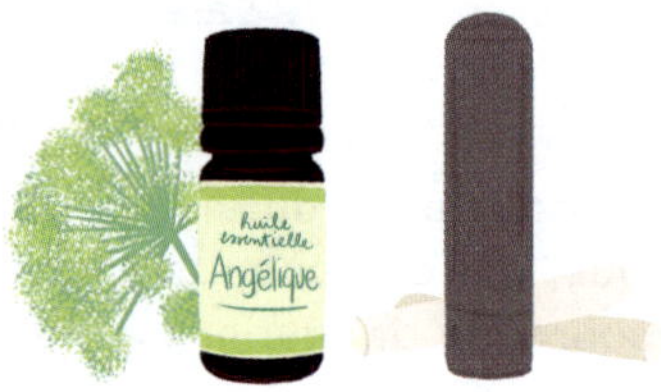

Je calme mon agitation mentale

L'agitation mentale se caractérise par des pensées répétitives qui deviennent envahissantes et pesantes au point de nous empêcher de dormir et qui peuvent aussi provoquer des maux de tête, des troubles gastriques ou musculaires, des difficultés de concentration. La respiration reste la base pour accéder au lâcher-prise nécessaire, accompagnée d'huiles essentielles bien choisies pour un effet renforcé, l'olfaction possédant une influence sur les émotions et les comportements.

Mon réflexe aroma avec le petit grain bigarade ou l'ylang-ylang

L'HE de petit grain bigarade (*Citrus aurantium*) est relaxante, sédative, antidépressive, antispasmodique puissante. Elle est efficace dans les troubles nerveux comme l'angoisse, l'anxiété, les palpitations, la fatigue mentale, les insomnies. Elle facilite l'endormissement et son effet antidépresseur agit sur les états de tristesse, de mélancolie, de lassitude, comme régulateur émotionnel.

EN OLFACTION

1 ou 2 gouttes sur un support ou dans le creux des mains à respirer lentement et profondément.

L'HE d'ylang-ylang (*Cananga odorata*) est également intéressant pour aider au lâcher-prise, car il réduit la tension liée à l'humeur et augmente le calme.

EN OLFACTION

1 ou 2 gouttes sur un support, à respirer lentement et profondément.

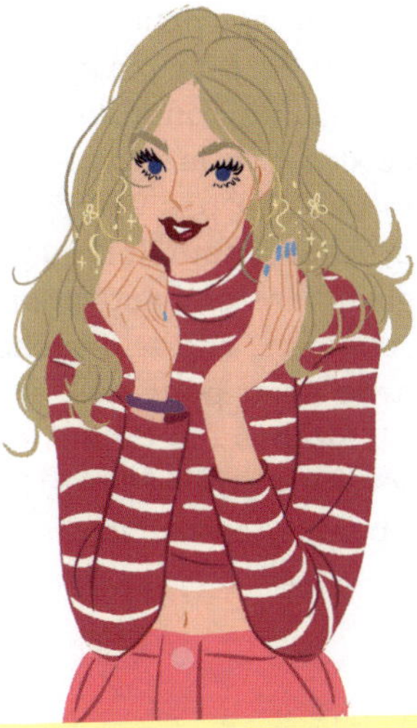

Ces deux HE peuvent être mélangées, à raison de 5 gouttes de chaque, pour la confection d'un stick inhalateur à transporter sur soi comme précieux allié contre nos ruminations.

STOP À L'ANXIÉTÉ ET À LA DÉPRIME

Focus sur les troubles anxieux, les phobies et les peurs

L'anxiété est un mal-être psychologique lié à l'anticipation d'une situation ou d'un événement à venir, comme un examen, une visite médicale, etc.

L'angoisse est due à la peur irrationnelle d'une menace, qui peut surgir brutalement sans fondement réel, et qui ne répond pas à la logique, comme la crainte d'un accident ou d'une maladie grave sans raison apparente.

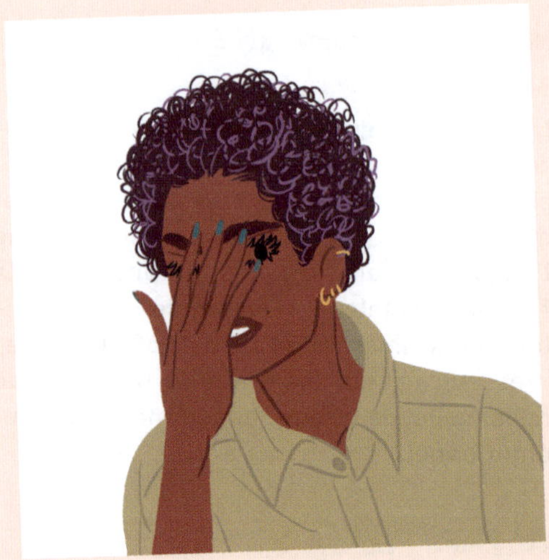

La peur est une alarme qui s'active face à un danger, puis se régule. Son intensité est proportionnelle à la réalité du danger et permet d'agir en fonction de celui-ci. Elle s'apaise dès que le danger est passé, et si elle ne diminue pas elle devient problématique, notamment lorsque l'alarme est mal réglée, dans son activation comme dans sa modulation ; elle se déclenche alors trop vite, trop fort, pour des niveaux de dangerosité trop bas. Le défaut de modulation de la peur entraîne les attaques de panique et bloque les capacités d'adaptation, et on se trouve alors comme paralysé.

SOS mon stick d'urgence

On peut réaliser un mélange d'huiles essentielles dans un stick à garder sur soi pour un effet rapide, à inhaler à tout moment...

Pour un effet relaxant immédiat

- HE de bergamote (*Citrus bergamia*)
- HE de camomille noble ou romaine (*Chamaemelum nobile* ou *Anthemis nobilis*)
- HE de lavande (*Lavandula angustifolia* ou *officinalis*)

Pour un effet dynamisant si l'anxiété entraîne une baisse d'énergie

- HE de ravintsara (*Cinamomum camphora* CT 1.8 cinéole)
- HE de marjolaine (*Origanum marjorana*)
- HE de mandarine (*Citrus reticulata*)

Imbibez la mèche du stick avec 5 gouttes de chaque HE (selon la formule choisie), à respirer lentement pendant plusieurs minutes.

Mes remèdes en cas de choc (tristesse, chagrin émotionnel, perte)

Un choc psychologique, émotionnel, lié à une déception, à un accident, à un événement ou à une situation inattendue, peut entraîner des réactions du type stress et fatigue intenses, détresse, palpitations, douleurs abdominales, troubles du comportement...

La camomille noble, alliée du chagrin

L'huile essentielle de camomille noble (*Chamaemelum nobile* ou *Anthemis nobilis*) est la grande calmante du système nerveux central. On peut l'utiliser à l'occasion d'un stress, d'un choc émotionnel, d'hypersensibilité, d'anxiété, de traumatisme affectif, dans les crises de spasmophilie, pour aider au lâcher-prise et retrouver confiance.

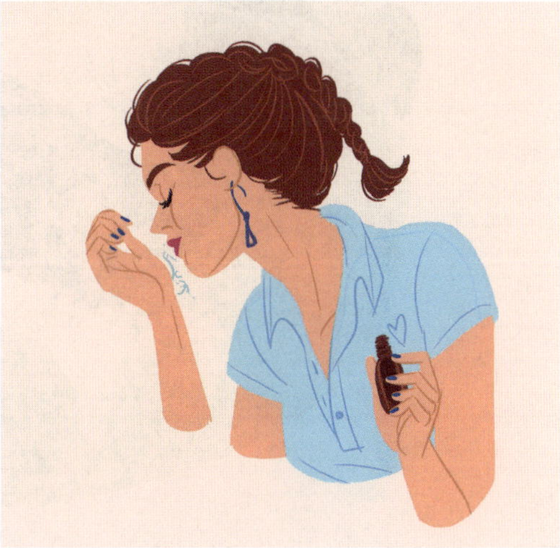

EN OLFACTION

Déposez 1 ou 2 gouttes sur la face interne des poignets, à respirer lentement et profondément, aussi souvent que nécessaire.

EN MASSAGE

Diluez 2 gouttes dans une noisette d'huile végétale (d'amande ou autre...) sur le plexus en massage. L'effet olfactif sera également apaisant.

Le néroli pour retrouver la paix intérieure

Positivante et antidépressive, l'HE de néroli (*Citrus aurantium*) agit sur les états d'hypersensibilité et accompagne les périodes de stress, de tristesse, d'angoisse. Son coût est élevé puisqu'il faut une tonne de fleurs d'oranger pour obtenir 1 kg d'HE, mais son action est extraordinaire... Elle est à réserver aux troubles nerveux et émotionnels profonds.

EN APPLICATION

1 goutte diluée dans une noisette d'huile végétale en application sur le thorax ou la face interne des poignets, à respirer lentement et profondément pour bénéficier des effets aromatiques.

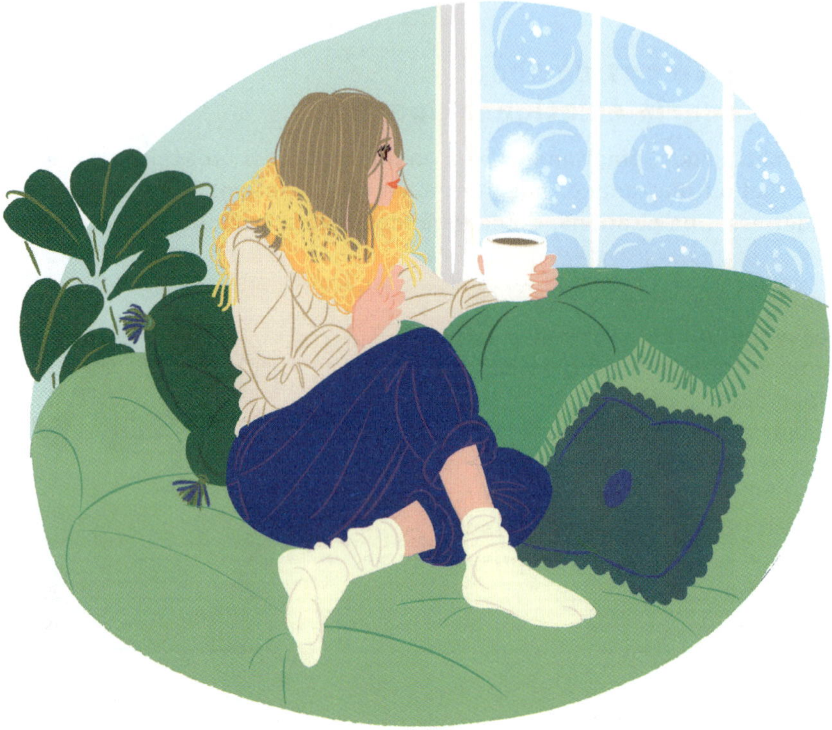

En cas de grosse déprime…

Tristesse, baisse de moral et de tonus, irritabilité, anxiété, insomnies ou gros besoins de sommeil, difficultés de concentration, perte de confiance en soi… ce sont quelques signes qui accompagnent souvent la déprime, un état psychologique passager qui dure généralement quelques jours, contrairement à la dépression, qui s'installe plus durablement.

On agit vite avec une cure de lithium

Le lithium est un oligo-élément présent à l'état de traces dans notre organisme. On le trouve dans l'environnement naturel, surtout dans les milieux marins, dans le plancton, les algues, les poissons. Il est présent dans l'eau de boisson, où sa teneur peut être très variable, et dans certains aliments comme les céréales complètes, les graines, les légumes verts, la viande et les œufs. Il est utilisé comme médicament dans le traitement des psychoses maniaco-dépressives. En oligothérapie, où les doses sont beaucoup plus faibles, il est préconisé dans les troubles comme l'anxiété, l'hyperémotivité, les états dépressifs et les troubles du sommeil.

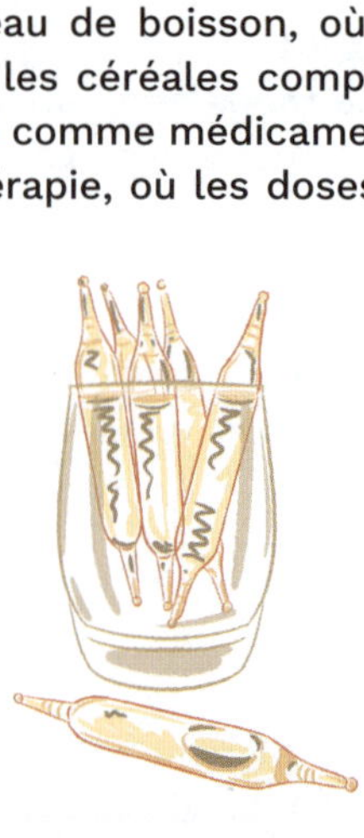

À AVALER

Suivez la posologie indiquée selon la forme. On prend généralement 1 ou 2 ampoules par jour (sous la langue) pendant 3 semaines.

Millepertuis antidépresseur

Le millepertuis a fait l'objet de nombreuses études pharmacologiques et cliniques. Sédatif antidépresseur aujourd'hui bien connu, il est employé dans les dépressions dites modérées ou moyennes. Stimulant du système nerveux central, il entraîne une augmentation de l'activité de la sérotonine, dont le rôle est primordial dans le fonctionnement du cerveau en ce qui concerne l'humeur, l'émotivité et le sommeil, et une diminution de l'activité de l'adrénaline (molécule sécrétée en réponse à un état de stress). Également actif sur la mélatonine (structure des rythmes biologiques), il présente un intérêt certain dans les cas de dépression saisonnière hivernale.

EN INFUSION

Utilisez une poignée de sommités fleuries sèches par tasse ou 25 g par litre, et buvez-en 1 ou 2 tasses par jour, notamment en cas de déprime saisonnière..

PAR VOIE ORALE

Il existe sous forme liquide (teintures ou extrait) ou encore en gélules ou en comprimés ; la posologie est indiquée selon la forme d'extrait. La posologie recommandée en France varie entre 370 et 900 milligrammes d'extrait sec par jour.

Précautions d'emploi

Le millepertuis est photosensibilisant ; on doit éviter, par précaution, de s'exposer au soleil pendant la prise de cette plante. Elle présente également des interactions avec certains médicaments, attention si vous suivez un traitement (par exemple : anticoagulants, immunosuppresseurs, contraceptifs oraux faiblement dosés...). Renseignez-vous auprès d'un thérapeute.

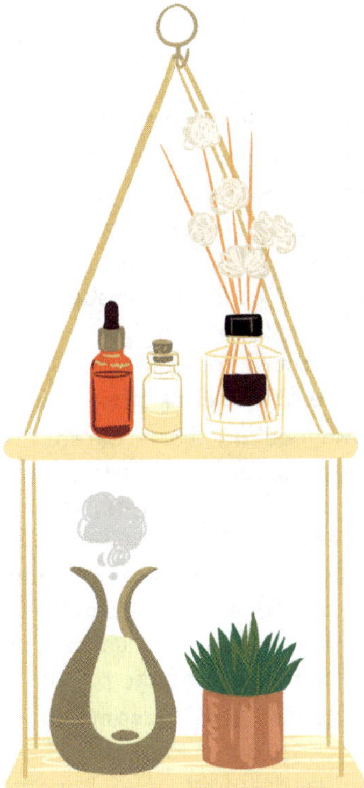

LES SOLUTIONS ANTIFATIGUE ET NUIT RÉPARATRICE

Mes alliés happy mood et vitalité à prendre régulièrement

Pour que notre organisme fonctionne correctement, certains éléments sont indispensables. De bons apports alimentaires nutritifs et équilibrés d'abord. Des supplémentations ou compléments alimentaires peuvent parfois être utiles ponctuellement lors de périodes particulières. Les plantes consommées sous forme de tisanes apportent également nombre de ces substances bénéfiques !

Vitamines, minéraux, acides aminés...

- **Les vitamines** sont impliquées dans la synthèse de nombreuses fonctions de nos organes, la croissance et le renouvellement des cellules (vitamine A, voir p. 22), les transmissions de l'influx nerveux, de respiration cellulaire et d'apport énergétique (vitamines du groupe B), l'absorption et la synthèse des autres nutriments (vitamines C et D), et sont protectrices et antioxydantes (vitamine E).
- **Le fer** est le composant de l'hémoglobine, il assure le transport de l'oxygène par les globules rouges. Son déficit entraîne fatigabilité, baisse des performances physiques et intellectuelles, dyspnée à l'effort, palpitations. Les besoins quotidiens sont en moyenne de 15 mg pour un homme et de 18 mg pour une femme.
- **Le magnésium** : une carence entraîne fatigue, anxiété, nervosité, insomnies, manque d'énergie, difficultés de concentration, crampes et faiblesse musculaire... Les apports journaliers recommandés sont de 6 mg/kg de poids corporel par jour chez l'adulte ayant une activité moyenne (voir p. 23).
- **Les acides gras essentiels oméga-3 et 6** (AGE ou acides gras polyinsaturés) favorisent la fluidité membranaire et permettent de contrer les processus inflammatoires. Ils favorisent la libération et la disponibilité du tryptophane précurseur de la sérotonine, l'« hormone du bonheur », impliquée dans la gestion des humeurs, la résistance au stress, la tolérance à la douleur et l'induction du sommeil.

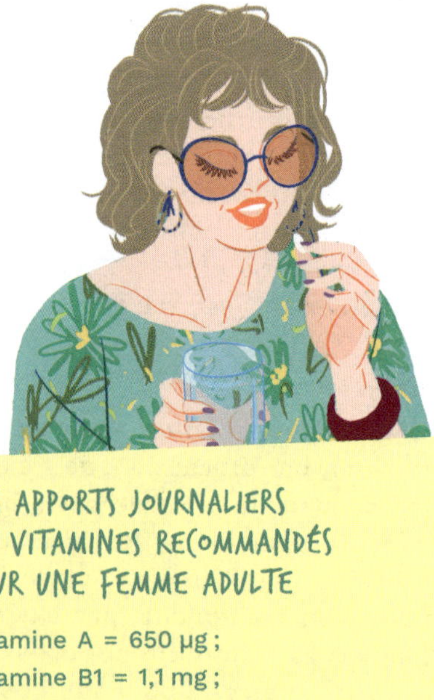

LES APPORTS JOURNALIERS EN VITAMINES RECOMMANDÉS POUR UNE FEMME ADULTE

Vitamine A = 650 µg ;
Vitamine B1 = 1,1 mg ;
Vitamine B2 = 1,5 mg ;
Vitamine B3 = 11 mg ;
Vitamine B5 = 5 mg ;
Vitamine B6 = 1,5 mg ;
Vitamine B9 = 300 µg ;
Vitamine B12 = 2,4 µg ;
Vitamine C = 110 mg ;
Vitamine D = 15 µg ;
Vitamine E = 12 mg.

Consommez des huiles végétales de colza, de chanvre, de noix ou de cameline plusieurs fois par semaine.

Les oméga-3 existent aussi sous forme de capsules huileuses en complément alimentaire (en parapharmacie ou magasins bio). On en prend généralement 1 ou 2 capsules par jour selon la teneur des gélules. En ce qui concerne les EPA et DHA, la plupart des organismes recommandent un minimum de 250 à 500 mg d'EPA et DHA par jour pour des adultes en bonne santé.

No sleep ? Mes solutions pour retrouver un bon sommeil

Les causes des troubles du sommeil sont variées, d'ordre psychique ou physiologique, liées à des douleurs chroniques, à l'hygiène de vie...

Les différents cycles du sommeil

Notre horloge biologique, ou rythme circadien, permet à notre organisme de réguler nos fonctions vitales (éveil/sommeil, température corporelle, rythme cardiaque, délivrance d'hormones, etc.) sur une période d'environ 24 heures. Elle se fonde sur les signaux extérieurs appelés « donneurs de temps » : prise de nourriture, exercice physique, température extérieure et lumière qu'elle reçoit, et interprète pour se resynchroniser en permanence.

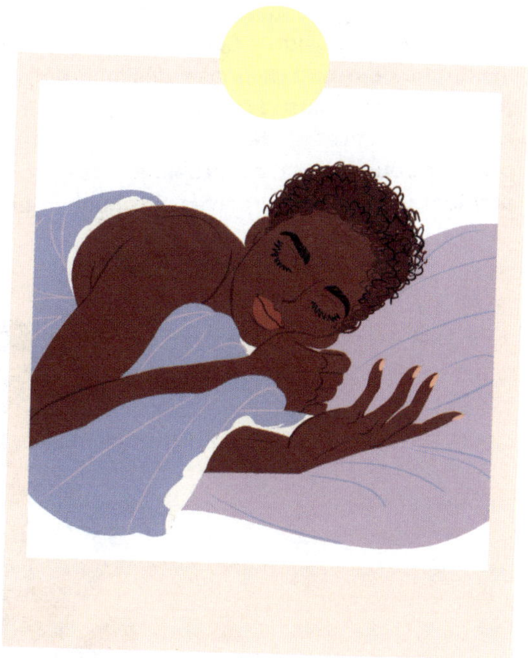

Les moments propices appelés les « portes du sommeil » correspondent à des modifications organiques – thermiques notamment. La perception de ces portes d'entrée dans le sommeil, variable selon les individus, se situent généralement :

- en soirée, lors de la baisse de la luminosité et de la température ;
- entre 3 heures et 5 heures du matin (c'est d'ailleurs le moment le plus critique à gérer pour les travailleurs de nuit) ;
- en début d'après-midi, entre 13 heures et 14 heures...

L'influence de la lumière sur le cycle de mon sommeil

La lumière est l'un des donneurs de temps les plus importants. Une exposition inappropriée à la lumière détraque l'horloge biologique et entraîne des conséquences sur les fonctions cognitives, le sommeil, la vigilance, la mémoire, les fonctions cardiovasculaires, etc.

Pour une même intensité lumineuse perçue, la lumière bleue LED active 70 fois plus les récepteurs que la lumière blanche d'une lampe fluorescente de même intensité. Elle génère donc le message d'une exposition massive à la lumière.
Ainsi, le temps passé devant son ordinateur, la télé ou le téléphone le soir provoque une baisse de somnolence, un regain de vigilance, retarde l'endormissement et entraîne une « dette de sommeil ».

La mélatonine

La mélatonine est une hormone produite lors des périodes d'obscurité, même si on ne dort pas. Lorsque la nuit tombe, la rétine envoie l'information et la production de mélatonine se déclenche pour préparer l'endormissement. Sa production dure plusieurs heures et diminue à l'aube pour préparer le réveil. Elle joue donc le rôle d'intermédiaire entre la lumière et l'horloge biologique. Elle synchronise les rythmes circadiens, et renforce le contraste activité du jour et sommeil de la nuit.
L'administration de mélatonine favorise l'endormissement par influence du fonctionnement de l'horloge biologique. Elle est surtout utilisée dans les dysrythmies (décalages horaires, syndrome de retard de phase, désynchronisation chez les aveugles). En revanche, elle n'est pas pertinente dans les problèmes de sommeil dus à l'anxiété. La réglementation autorise la commercialisation de compléments alimentaires apportant moins de 2 mg de mélatonine par jour pour éviter d'éventuels effets secondaires (Novanuit®, Euphytose nuit®). Les suppléments sont à prendre avant le coucher, en cure de courte durée de 3 mois au maximum.

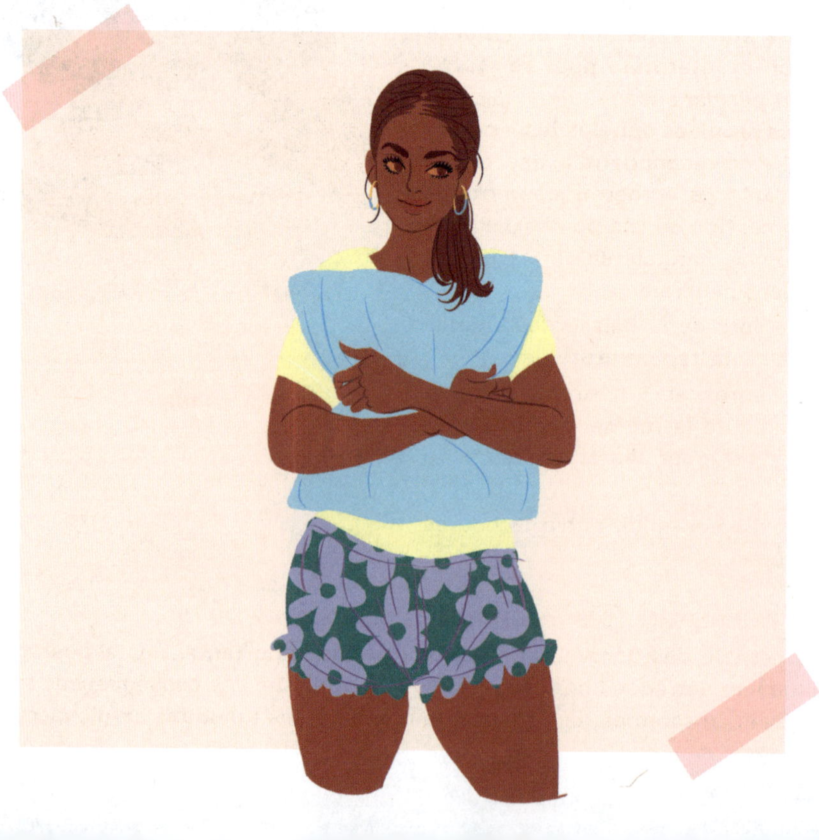

Les plantes alternatives aux somnifères

L'eschscholtzia

Parmi les plantes les plus efficaces dans l'accompagnement vers un retour à un sommeil de qualité, l'eschscholtzia (*Eschscholtzia californica*) est considéré comme un somnifère naturel qui induit l'endormissement et prolonge la durée du sommeil comme les hypnotiques chimiques (voir p. 70).

L'aubépine

(*Crataegus monogyna* ou *laevigata*) Elle reste incontournable dans le stress et l'anxiété avec palpitations et spasmes.

La passiflore

(*Passiflora incarnata*) Elle est utile dans le sevrage des benzodiazépines et l'anxiété avec hypersensibilité neurosensorielle (odeurs, bruits, etc.).

La valériane

(*Valeriana officinalis*) Anxiolytique et sédative également, avec une composante antidépressive, elle est particulièrement indiquée lors des expositions chroniques au stress.

La mélisse

(*Melissa officinalis*) À intégrer dans un mélange en cas de spasmes digestifs d'origine nerveuse. Son action sédative, tranquillisante et anxiolytique possède un effet comparable aux benzodiazépines.

Le griffonia

(*Griffonia simplicifolia*) Plus particulièrement actif sur les insomnies liées à des carences en sérotonine et en mélatonine, il se révèle utile dans les troubles de l'humeur et du sommeil liés à des troubles de l'appétit (fringales, excès alimentaires), à des tendances addictives et à des états de dépendance.

Le tilleul

(*Tilia cordata,* qu'on utilise en infusion, et *Tilia tomentosa,* dont on utilise les bourgeons en gemmothérapie, voir p. 70). Son effet sédatif et anxiolytique est connu depuis bien longtemps.

Je m'endors difficilement

Favoriser l'endormissement consiste à éviter les stimulants de l'éveil le soir : exercice physique ou mental intense dans la soirée, aliments excitants, température trop élevée dans la chambre (l'endormissement est corrélé à la baisse de température corporelle), exposition à une lumière forte ou bleue. Il est possible de diminuer l'excitation avec divers outils comme la relaxation, la méditation, l'autohypnose, mais aussi avec les plantes et les huiles essentielles, si l'on souffre d'insomnies et de difficultés d'endormissement.

Mes rituels pour me préparer au coucher

Le bourgeon de tilleul en gemmothérapie

Il est utilisé pour ses vertus hypnotiques inductrices de sommeil. Antispasmodique, il est recommandé lors de périodes d'angoisse, de palpitations, de spasmophilie.

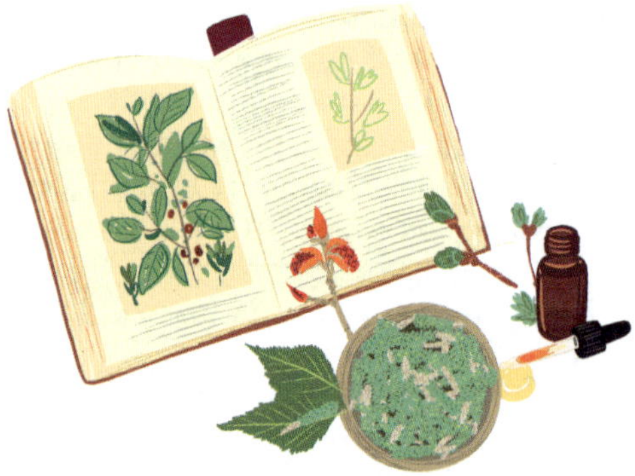

PAR VOIE ORALE

En gemmothérapie. Généralement 5 gouttes par jour en 3 prises, en augmentant progressivement le nombre de gouttes jusqu'à 15 au maximum.

L'eschscholtzia

Il est anxiolytique, spasmolytique, sédatif du système nerveux central et inducteur de sommeil. Il est spécialiste de la diminution du délai d'endormissement et de la prolongation de la durée du sommeil dans les insomnies, en particulier lorsqu'elles sont liées à l'anxiété. Il possède également des propriétés antalgiques qui peuvent contribuer à soulager les douleurs (céphalées, crampes) empêchant de dormir.
Son usage ne provoque pas d'accoutumance ou de dépendance. Il est souvent associé à d'autres plantes agissant sur la qualité du sommeil et les problèmes d'insomnie (aubépine, ballote, mélisse, passiflore, valériane).

EN INFUSION

20 g de parties aériennes fleuries sèches par litre ou 1 bonne c. à c. par tasse, 1 ou 2 tasses dans la soirée.

EN TEINTURE MÈRE

On recommande 100 à 150 gouttes le soir 1 heure avant le coucher.

EN EPS (EXTRAIT DE PLANTE FRAÎCHE)

40 gouttes 1 heure avant le coucher, à renouveler éventuellement.

EN COMPLÉMENT ALIMENTAIRE

Gélules, comprimés : suivez la posologie indiquée selon le labo, le dosage usuel recommandé étant 900 à 1 500 mg de poudre de plante.

Les huiles essentielles contre l'insomnie

Elles agissent sur le système nerveux et certaines sont particulièrement actives pour favoriser le sommeil. Piochez parmi les suivantes celles dont l'odeur vous plaît, c'est un des critères les plus importants !

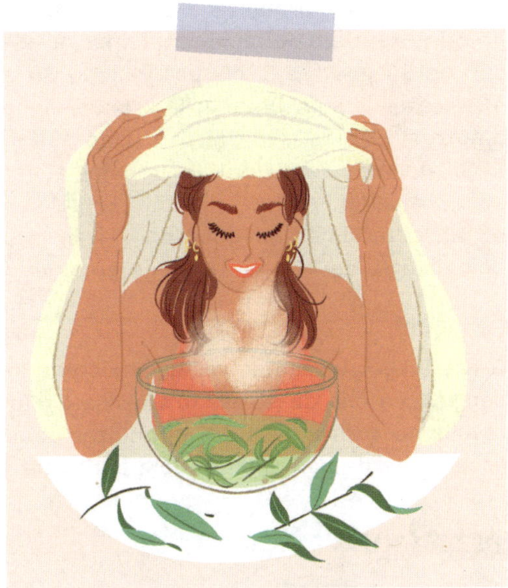

- HE de lavande (*Lavandula angustifolia,* ou *vera,* ou *officinalis*)
- HE de marjolaine (*Origanum marjorana*)
- HE de petit grain bigarade (*Citrus aurantium amara* OP feuilles)
- HE de mandarine (*Citrus reticulata*)
- HE de bergamote (*Citrus bergamia*)
- HE de camomille romaine ou noble (*Chamaemelum nobile* ou *Anthemis nobilis*)
- HE d'ylang-ylang (*Cananga odorata*)

Comment je les utilise ? Vous pouvez en choisir une seule ou un mélange de plusieurs pour fabriquer un stick inhalateur, ou encore un roll-on que vous consacrerez au rituel du soir.

EN INHALATION

Quelques gouttes sur les poignets et dans le creux des mains à respirer tranquillement au moment du coucher.

Je me réveille et je n'arrive pas à me rendormir

Les réveils nocturnes, au milieu de la nuit, peuvent être récurrents chez certaines personnes, ou ponctuels à cause d'un gros cauchemar. Ne restez pas au lit à tourner en rond, levez-vous, et pensez à utiliser la puissance thérapeutique des HE.

Vous pouvez aussi boire une tasse de lait (végétal) chaud additionné de quelques gouttes d'hydrolat de fleur d'oranger avant de vous allonger avec un bon livre, le temps de vous rendormir et de rendre le moment plus agréable.

La valériane, la plante qui prolonge les rêves…

La valériane a la réputation de prolonger le sommeil paradoxal.

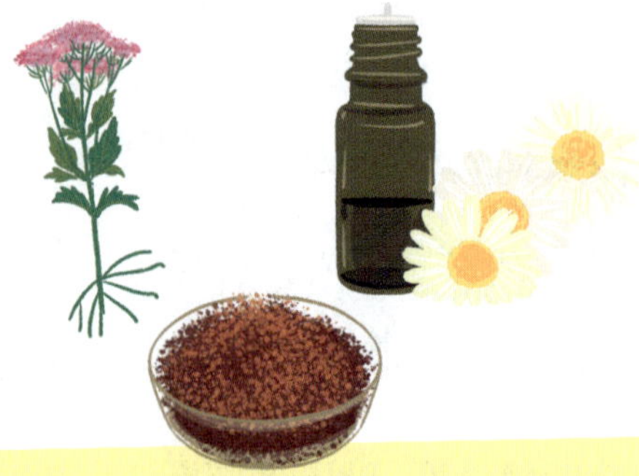

PAR VOIE ORALE

La dose recommandée est l'équivalent de 2 à 3 g de poudre de plante. Elle existe aussi en teinture mère de racines fraîches, à raison de 20 gouttes 3 fois par jour ou 30 à 40 gouttes le soir. On peut la prendre sous d'autres formes d'extraits fluides (SIPF, EPS, alcoolatures) dont la posologie est indiquée selon la forme d'extrait. En gélules ou en comprimés, la dose en extrait sec devrait être de 400 mg avant le coucher.

PRÉCAUTION D'EMPLOI

Un surdosage peut entraîner asthénie, hypotension, sensations de tête lourde, douleurs abdominales.

La camomille noble, la compagne de mes nuits

Grâce à ses puissantes vertus anxiolytiques elle apaise efficacement le système nerveux central, en cas de stress, d'angoisse, d'anxiété et d'insomnie. Si vous êtes sujette aux réveils nocturnes avec des difficultés pour vous rendormir, gardez un petit flacon d'huile essentielle de camomille noble sur votre table de chevet.

EN INHALATION

Déposez 1 ou 2 gouttes sur la face interne de vos poignets et respirez lentement et tranquillement pendant plusieurs minutes. Vous vous rendormirez beaucoup plus facilement.

Le matin, j'ai du mal à démarrer

Une fatigue matinale qui dure plusieurs semaines est le signe que le sommeil n'est pas assez réparateur, trop fragmenté ou pas assez profond, dû à de mauvaises conditions de sommeil (horaires, lumière, température), d'apnée du sommeil, de troubles hormonaux… Consultez si une grande fatigue persiste plusieurs semaines.

Le coup de fouet du matin : l'HE d'épinette noire

L'HE d'épinette noire (*Picea mariana*) est à utiliser dès le matin pour ses effets dynamisants (cortisono-mimétiques). Elle est stimulante du système nerveux, à la fois calmante de la nervosité et tonifiante en cas de fatigue physique et mentale passagère et de convalescence.
Elle posséderait une action sur les blocages émotionnels et les spasmes du plexus solaire. C'est l'HE de la recharge des batteries, du soutien de l'énergie et de la motivation.

EN MASSAGE

Mélangez 1 ou 2 gouttes dans une noisette d'huile végétale, en massage le matin à hauteur des reins, au bas du dos.

Je suis tout le temps fatiguée

Comment redynamiser vos journées ? Quelques réflexes indispensables en phytothérapie, oligo-éléments et hygiène de vie...

De la cortisone dans le cassis...

Les bourgeons de cassis sont des adaptogènes : ils augmentent la résistance de l'organisme au stress et renforcent les mécanismes d'adaptation naturels comme la résistance au froid, à la fatigue, à l'effort. Ils régularisent le sommeil et diminuent les réactions émotionnelles.

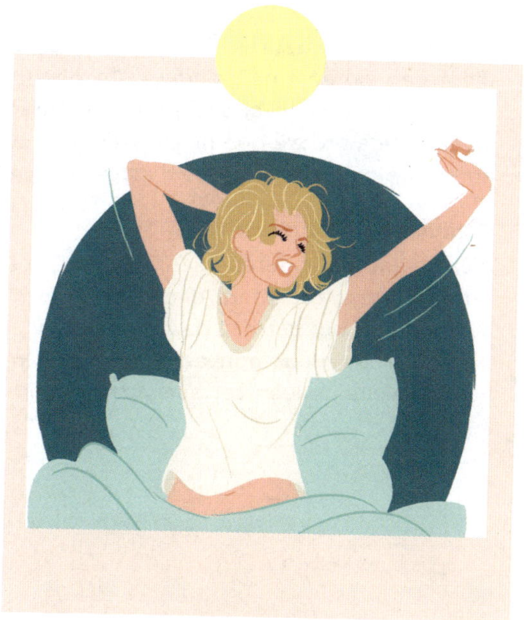

EN GEMMOTHÉRAPIE

Le macérat glycériné de bourgeons de cassis est l'un des plus prescrits. Il est stimulant de la production de cortisol par les glandes surrénales. Son action anti-inflammatoire serait égale au tiers de celle de la cortisone. Suivez les recommandations du laboratoire, les effets devraient se faire sentir au bout de quelques jours. Poursuivez la cure 3 semaines par mois pendant 3 mois.

EN MACÉRAT DE PLANTE FRAÎCHE DÉJÀ DILUÉ (1D)

Prenez 1 c. à c. le matin, environ 100 gouttes, la glande surrénale étant à son maximum d'activité en début de journée, puis 50 gouttes à midi (en fonction de l'intensité de la fatigue), en cure de 3 semaines par mois pendant 3 mois.

EN MACÉRAT MÈRE

La posologie est de 5 à 15 gouttes par jour, en respectant le même principe chronobiologique.

Cuivre, or, argent en oligo-éléments, des trésors d'énergie

Le cuivre est antiviral et antibactérien, l'or agit sur les globules blancs et l'argent est bactéricide. Ce mélange cuivre, or et argent peut être utilisé pour stimuler les défenses et, pour une action antivirale et cortico-stimulatrice en cas d'épuisement nerveux, il aide à retrouver l'énergie.

PAR VOIE ORALE

La synergie est disponible en ampoules buvables, en flacon ou en granules. Ils se prennent à distance des repas, un quart d'heure avant ou deux heures plus tard.

L'art de la sieste

Entre 13 et 14 heures, le niveau d'activité des systèmes d'éveil baisse, une « porte d'entrée » du sommeil s'ouvre. Ce phénomène n'est pas forcément corrélé à la digestion, même si celle-ci déclenche des mécanismes contribuant à une dépense d'énergie. La science a prouvé que nos systèmes d'éveil peuvent difficilement soutenir notre rythme actuel de concentration et d'attention pendant 8 heures d'affilée.

Comment je m'y prends ?

Idéalement d'une durée de 20 minutes, la sieste permet de restaurer ces systèmes d'éveil. Il ne faut pas forcément chercher à dormir, mais plutôt essayer de créer un moment de lâcher-prise qui permet de se recharger, et induit une meilleure réactivité pour la suite de la journée. Vous pouvez simplement rester assise dans un endroit calme, fermer les yeux et vous concentrer sur votre respiration durant quelques minutes.

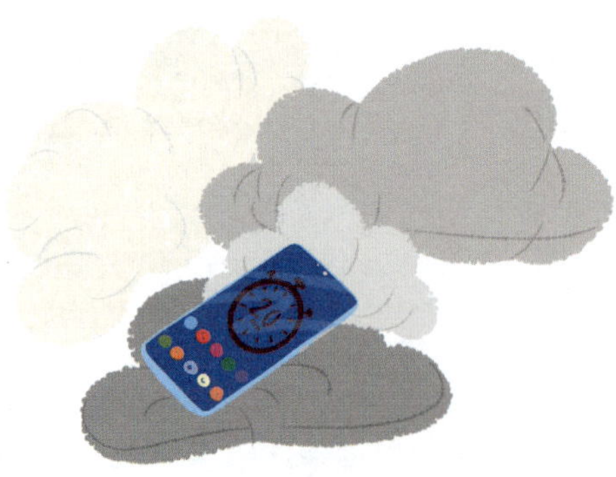

Si vous êtes fatiguée au réveil d'une sieste, il faut la raccourcir. Si on dort profondément, cela signifie qu'un cycle de sommeil a été mis en route.

Comment me remettre d'un jet-lag ?

L'horloge interne subit un décalage horaire rapide lors d'un voyage en avion, et le jet-lag entraîne des troubles plus ou moins gênants, digestifs, de l'humeur et, bien sûr, de la fatigue.

Ma potion magique

On peut utiliser des huiles essentielles qui agissent sur la régulation des rythmes biologiques, sur le système nerveux, le système digestif.

PRÉCAUTION D'EMPLOI : attention aux essences d'agrumes photosensibilisantes, évitez de vous exposer au soleil après application de ce mélange.

Ma formule anti-jet-lag (pour un flacon de 10 ml)

- Petit grain bigarade (*Citrus aurantium amara* OP feuilles) : 30 gouttes
- Mandarine (*Citrus reticulata*) : 20 gouttes
- Bergamote (*Citrus bergamia*) : 20 gouttes

Compléter le reste du flacon par une huile végétale.

Emportez votre flacon ou roll-on en voyage, pour favoriser la détente et l'endormissement dans l'avion par exemple. Appliquez quelques gouttes du mélange sur la nuque et la face interne des poignets en respirant lentement et profondément pour y associer les effets olfactifs.

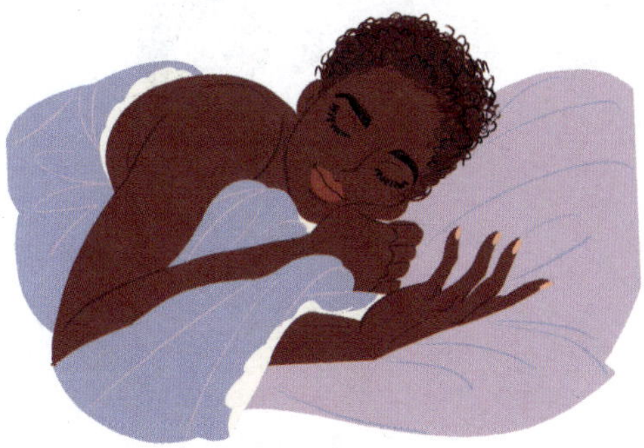

CHAPITRE 5

J'harmonise mon cycle féminin

Notre cycle est rythmé par la danse des hormones, des messagères chimiques diffusées dans notre organisme par les glandes endocrines. Elles régulent et influencent notre métabolisme. Le système endocrinien est, avec le système nerveux, le plus grand système de communication de notre corps. Une perturbation physiologique ou psychologique peut affecter le bon fonctionnement de l'axe hypothalamus-hypophyse du cerveau, entraîner un déséquilibre des hormones principales (œstrogènes et progestérones) et provoquer à son tour des désordres physiques et/ou psychiques. Les plantes permettent de soutenir ce bel équilibre !

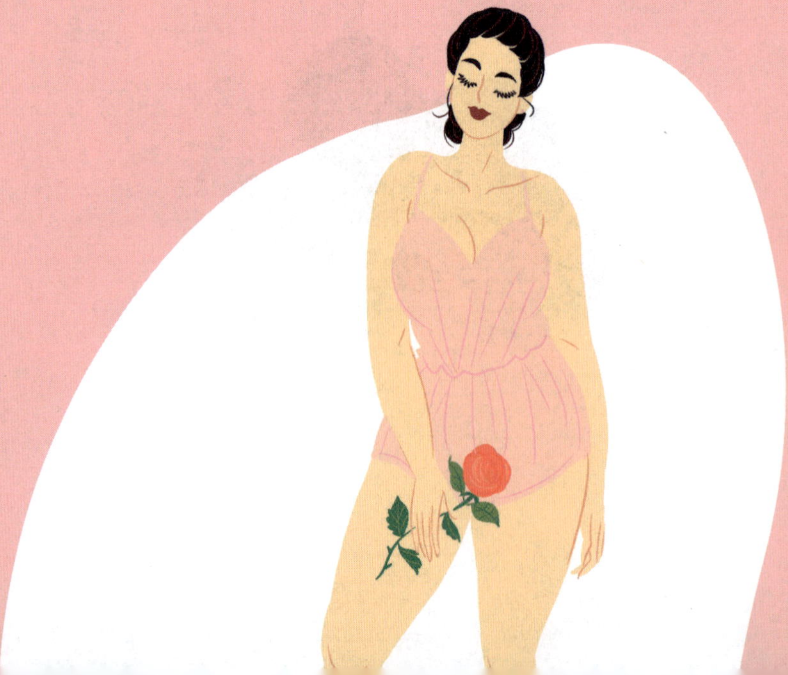

LE CYCLE MENSTRUEL, UNE BELLE MÉCANIQUE DES FLUIDES

Les principales hormones féminines

Les œstrogènes et la progestérone sont sécrétés par les ovaires, dont l'activité est elle-même contrôlée par **l'hormone folliculostimulante (FSH)** et **l'hormone lutéinisante** (LH) qui interviennent dans la maturation du follicule ovarien, le petit sac qui renferme les ovules.

Les œstrogènes assurent le développement des organes féminins (croissance mammaire, épaississement de l'endomètre durant le cycle menstruel, lubrification et flux sanguin vaginal).

La progestérone, produite au moment de l'ovulation, est l'hormone de la gestation, elle prépare l'endomètre à recevoir l'ovule fécondé et à assurer son maintien. Elle inhibe l'activité musculaire de l'utérus.

Comment fonctionne mon cycle ?

Le premier jour des règles, le cerveau envoie le signal de sécréter de la FSH pour stimuler les ovaires. Pendant 14 jours, la FSH sécrète à son tour des œstrogènes.

Quelques jours avant l'ovulation (14e jour), le cerveau sécrète de la LH, puis celle-ci sécrète la progestérone au moment de l'ovulation.

L'ovulation se produit chaque mois en alternance d'un ovaire à l'autre. L'endomètre, la paroi interne de l'utérus, s'épaissit pour se préparer à recevoir l'œuf. La température corporelle augmente. Certaines cellules prennent du volume et forment une structure spécialisée : le corps jaune.

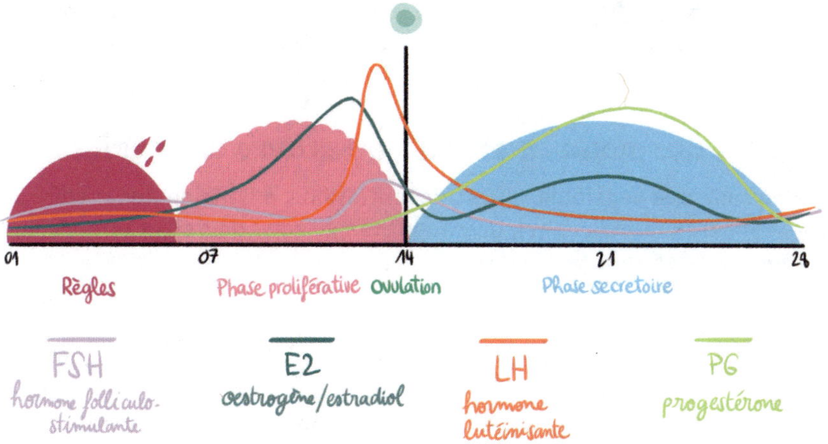

Si l'œuf est fécondé, le corps jaune persiste et assure le maintien de la grossesse.

Si l'œuf n'est pas fécondé, le corps jaune se désagrège en 12 à 14 jours.

Le cerveau cesse alors de sécréter FSH et LH et les ovaires cessent la production d'œstrogènes et de progestérone.

La diminution de ces taux hormonaux déclenche les contractions qui provoquent les règles. L'utérus se contracte et la partie superficielle de l'endomètre se détache de la paroi utérine.

Les règles se déclenchent, c'est la fin du cycle et le début du suivant.

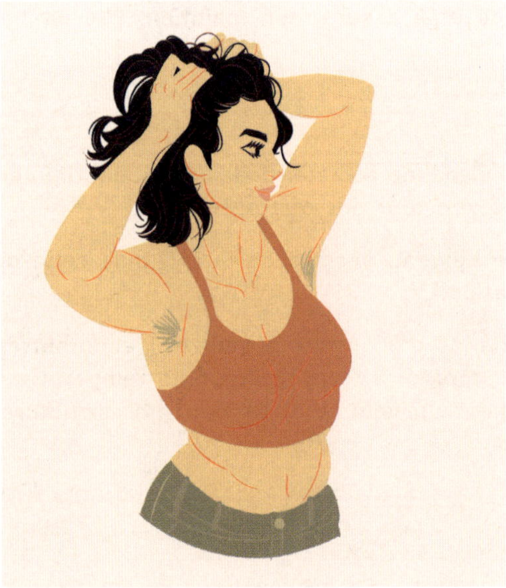

Mes hormones, les alliées de mon alchimie intérieure

En lien avec la fonction de reproduction, les œstrogènes, la progestérone, la FSH, la LH possèdent des activités organiques importantes. Par exemple, les œstrogènes assurent le développement des organes féminins, favorisent la protection et la structure des os en agissant sur le métabolisme phospho-calcique. Ils agissent également sur notre état mental, notre humeur et la qualité de notre peau.
Il y a bien d'autres hormones (sans lien direct avec la fonction reproductive) qui agissent au sein de notre organisme (cortisol, insuline, adrénaline, etc.) ; l'ensemble fonctionne harmonieusement, mais l'équilibre est fragile...

Déséquilibres hormonaux et perturbateurs endocriniens

Ces hormones sont très sensibles, leurs concentrations, à l'origine des modifications dans l'organisme, sont très faibles. Ainsi, des quantités infimes de perturbateurs endocriniens suffisent pour dérégler tout le système.

Les perturbateurs endocriniens, quèsaco ?

Ce sont des substances étrangères à l'organisme qui interfèrent avec le système endocrinien (organes de sécrétion des hormones) et nuisent à son fonctionnement. Ils semblent être à l'origine de certains cancers hormonaux (du sein, du col de l'utérus, des testicules, de la prostate), de la diminution de la fertilité, mais aussi de troubles cognitifs et même de diabète...

Ils agissent en bloquant, en modifiant ou en mimant l'action des hormones. Ils se fixent sur les récepteurs et provoquent une « réponse » qui déclenche des conséquences néfastes.

Les sources d'exposition des perturbateurs endocriniens sont partout !

Dans l'eau, l'alimentation (où l'on retrouve des résidus de pesticides et de médicaments), les cosmétiques, les produits d'hygiène, les vêtements, toutes les matières plastiques (BPA, phtalates), toutes les substances chimiques de synthèse comme les herbicides, pesticides, retardateurs de flammes (dans les mousses, tapis, équipements électriques), dans le jardin, la maison, la voiture...

Comment les éviter ?

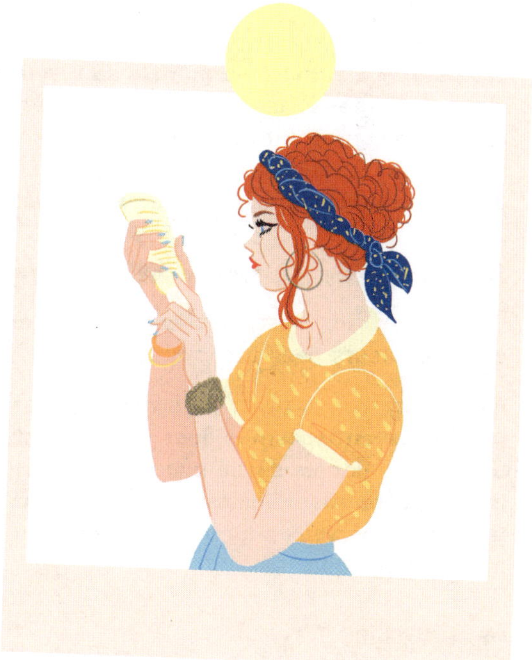

- Consommez des produits sains et issus de l'agriculture biologique (du vrai bio, des produits locaux, des paniers de petits producteurs...).
- Faites attention au choix de vos cosmétiques (maquillage, parfums, vernis, crèmes, etc.) et à vos produits d'hygiène (shampoings, dentifrices, gels de douche) qui regorgent souvent de parabènes, phtalates, alkyl phénols, BHA, triclosan... à fuir !
- Bannissez le plastique.
- N'utilisez pas de peintures toxiques ni de moquettes, souvent traitées.
- Achetez d'occasion les vêtements, les meubles, les objets. Les textiles sont bourrés de produits chimiques, lavez bien les vêtements neufs avant de les porter, privilégiez les fibres naturelles (lin, chanvre).
- Filtrez l'eau du robinet.
- Soutenez le travail de votre foie dans l'élimination des hormones en excès (voir p. 48), notamment les xéno-œstrogènes présents dans notre environnement et qu'il est bon d'éviter : on en trouve dans les viandes et les produits laitiers (issus d'élevages utilisant des hormones de croissance bovines, mais aussi les pesticides des sprays anti-insectes, les phtalates dans les produits cosmétiques, etc.).

LE SYNDROME PRÉMENSTRUEL (OU SPM)

C'est l'ensemble des modifications physiques et émotionnelles qui surviennent quelques jours avant les règles et cessent à l'arrivée de celles-ci ou quelques jours après. Il peut apparaître à la puberté, s'aggraver souvent après 45 ans, à la préménopause, puis disparaître à la ménopause. On ne sait toujours pas exactement en déterminer les causes. Les variations des taux hormones et leur déséquilibre en sont sans doute à l'origine. On trouve fréquemment un excès d'œstrogènes et une insuffisance de progestérone en fin de cycle. Ce taux élevé d'œstrogènes (qu'on appelle hyper-œstrogénie) peut être un facteur déclenchant ou aggravant. De nombreux éléments peuvent être à l'origine de cette dominance en œstrogènes : le stress, les carences nutritionnelles, les perturbateurs endocriniens...

Les plantes à activité hormonale se révèlent généralement efficaces. En les associant à d'autres plantes à visée circulatoire, diurétique, neurovégétatives, etc., on peut obtenir un résultat réconfortant selon le type de symptôme visé : douleurs abdominales, douleurs mammaires, gonflements, ballonnements, mal aux reins, irritabilité, grande fatigue, maux de tête, tristesse, crises de larmes, anxiété...

Achillée, framboisier et camomille pour apaiser

L'achillée et le framboisier sont deux plantes actives sur les déséquilibres hormonaux et les douleurs liées aux cycles.

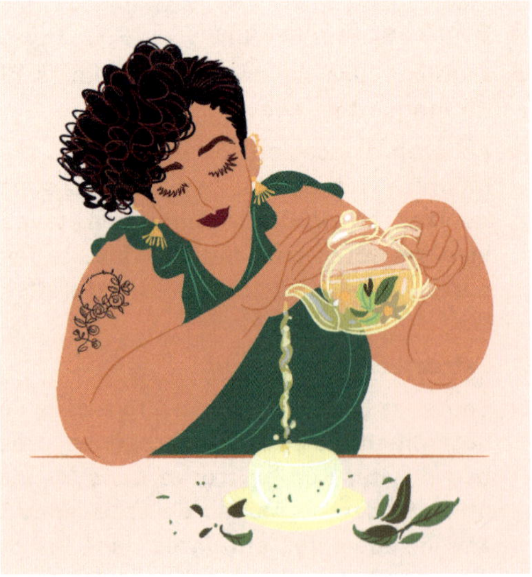

Avec la camomille noble (en synergie), dont les vertus antispasmodiques permettent une action globale sur le plan physique et les douleurs abdominales, mais aussi sur le système nerveux pour un apaisement au niveau psychique.

EN INFUSION

Utilisez les sommités fleuries d'achillée + des feuilles de framboisier + des fleurs de camomille noble, soit 1 pincée de chaque par tasse (ou mélangez 30 g de chaque puis piochez 1 c. à s. pour une tasse). Buvez-en de 3 tasses à 1 l par jour. Commencez quelques jours avant l'arrivée des règles.

L'huile d'onagre pour prévenir la douleur

Très efficace sur les troubles physiques et psychiques liés au syndrome prémenstruel, notamment les tensions mammaires, les douleurs et ballonnements abdominaux.

EN COMPLÉMENT ALIMENTAIRE

1 ou 2 g d'huile par jour sous forme de capsules molles ou en flacon pompe (qui préserve l'huile de l'oxydation), à prendre tout au long du cycle ou plusieurs jours avant les règles.

Les règles très abondantes

On appelle « ménorragie » le fait d'avoir des règles trop abondantes, soit en durée, soit en volume, par exemple quand la durée des règles est supérieure à 7 jours ou que le flux sanguin dépasse 80 ml par cycle.

Des règles abondantes peuvent être causées par des fluctuations hormonales (les œstrogènes sécrétés en excès peuvent entraîner un surépaississement de l'endomètre et provoquer des règles plus abondantes), une endométriose, une anomalie de la coagulation sanguine, ou encore la présence de tumeurs bénignes sur la muqueuse de la cavité utérine.

LA MÉTHODE HIGHAM EST UNE MÉTHODE DE CALCUL qui consiste à mesurer les taux d'imprégnation des supports hygiéniques. La moyenne d'un flux « normal » se situe entre 40 et 50 ml de sang, soit l'équivalent de 8 à 10 c. à c. Pour accéder à la calculatrice, rendez-vous à cette adresse : https://alyabbara.com/echographie/biometrie/scores/score_higham_calculatrice.html

Il vaut mieux consulter si le retentissement des ménorragies sur la qualité de vie est important (fatigue, douleurs, essoufflement, anémie).

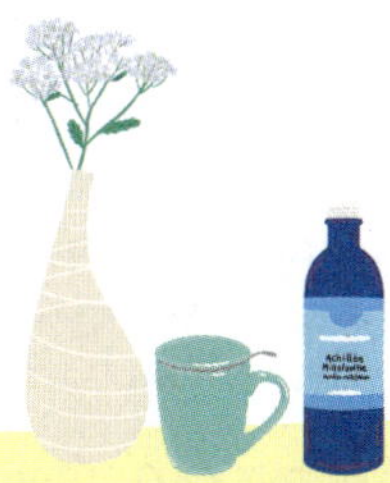

ON UTILISE LES SOMMITÉS FLEURIES qui contiennent des composants aromatiques volatils (ou huiles essentielles), des amers, des tanins, des flavonoïdes, des acides salicylique et phénolique, des alcaloïdes comme l'achilléine (un agent hémostatique).

L'achillée, la plante du sang

L'achillée (*Achillea millefolium*) est la plante du sang, de la circulation et de la tonicité des tissus, et elle est aussi cicatrisante. Elle est active sur les déséquilibres hormonaux à tous les âges, de la puberté à la ménopause. Il a été démontré que l'apigénine (un flavonoïde présent en abondance dans l'achillée) bloque une étape de la fabrication des œstrogènes.
Antispasmodique des muscles lisses de l'utérus, elle régule les cycles menstruels, soulage la douleur et réduit les saignements.

EN INFUSION

30 g des sommités fleuries par litre d'eau ou une poignée par tasse. Buvez-en 2 ou 3 tasses par jour, jusqu'à l'amélioration des symptômes.

EN TEINTURE MÈRE

Généralement 20 à 30 gouttes 3 fois par jour, jusqu'à l'amélioration des symptômes.

EN HYDROLAT, À BOIRE

1 c. à s. dans un grand verre d'eau 2 ou 3 fois par jour ou bien 3 ou 4 c. à s. dans un litre à boire durant la journée, jusqu'à l'amélioration des symptômes.

Irritation et stress avant et pendant les règles

Les différents symptômes qu'entraînent les fluctuations hormonales, comme la fatigue et les douleurs, se combinent avec une sensibilité accrue et une moins bonne résistance aux stress, il est donc normal de se sentir plus irritée et colérique que d'habitude (voir aussi p. 56 sur le stress) !

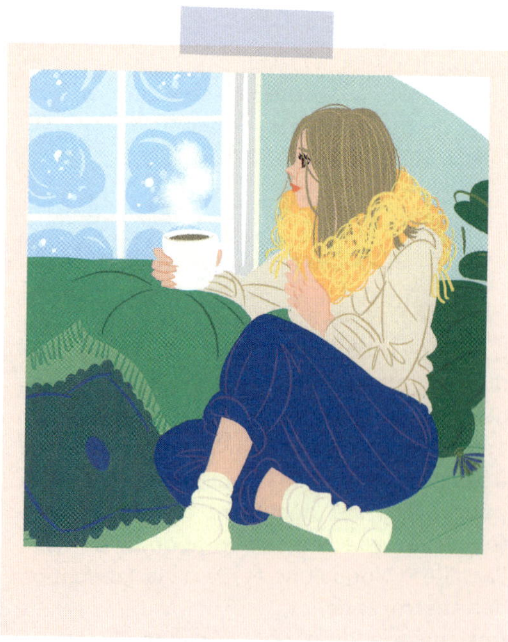

Je bois pour me calmer

On utilise des plantes très douces, mais néanmoins puissantes, qui vont agir à la fois sur le corps, le ventre en particulier, et sur la tête, le mental, par le biais du système nerveux.

La mélisse est une plante antispasmodique, sédative et anxiolytique. Tranquillisante, comparable aux benzodiazépines, elle régule les dystonies neurovégétatives. Elle est très utile dans les troubles d'origine nerveuse tels que les palpitations, les migraines, les crampes d'estomac, la spasmophilie, les insomnies...

La camomille noble est active sur le système nerveux central sur lequel elle a une action tranquillisante, mais aussi sédative.

L'aubépine apaise le système cardiaque et apporte à la fois détente et rythme.

EN INFUSION

Préparez à l'avance un mélange composé de 30 g de camomille, 30 g de mélisse et 30 g d'aubépine. Utilisez 1 c. à s. du mélange par tasse. Buvez-en 2 ou 3 tasses par jour.

À BOIRE

On peut utiliser aussi ces mêmes plantes en hydrolat en unitaire ou en mélange, par exemple 1 c. à s. dans un verre d'eau, ou bien 3 ou 4 c. à s. dans une bouteille à boire tout au long de la journée.

J'AI DES PROBLÈMES DE PEAU AU COURS DU CYCLE

Quelques jours avant les règles, la peau devient très sensible et est sujette aux réactions comme aux boutons d'acné, irritations, etc. La stratégie idéale est d'en prendre soin de l'intérieur et de l'extérieur (voir aussi les rituels beauté p. 88) !

Romarin et ortie pour purifier et nourrir la peau

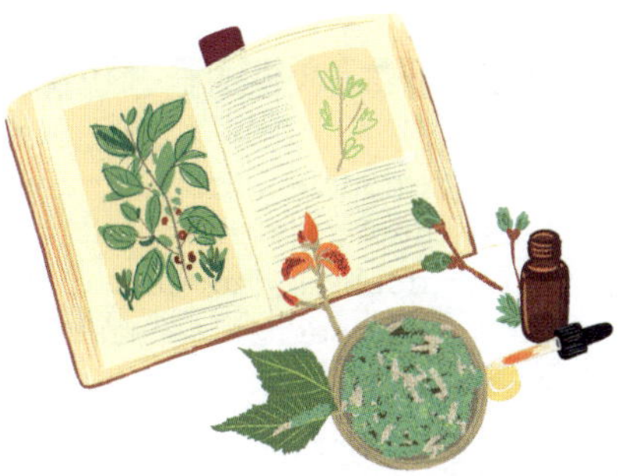

L'ortie est une plante précieuse. Très riche en chlorophylle, elle favorise les réactions du métabolisme cellulaire. Elle contient des antioxydants, des minéraux en grande quantité (calcium, fer, potassium, phosphore, magnésium, silicium), des vitamines, des protéines... Elle est reminéralisante, nourrissante et tonifiante de l'organisme. Alcalinisante et drainante, elle réduit la sécrétion de sébum, aide à lutter contre l'acné grâce au zinc qu'elle contient. Elle favorise aussi la cicatrisation, la protection, la régénération et l'hydratation de la peau grâce à sa teneur en minéraux, en oligo-éléments et en vitamine B.

Le romarin est protecteur et activateur du foie, il bloque le processus d'oxydation, notamment des lipides qui sont les constituants principaux de nos cellules. C'est une grande plante de drainage qui peut être utilisée comme purifiant de la peau en interne comme en externe.

EN INFUSION

Utilisez 1 poignée de feuilles d'ortie + 1 pincée de romarin par tasse. Vous pouvez aussi préparer le mélange à l'avance : romarin 30 g + ortie 40 g. Prélevez 1 c. à s. du mélange par tasse. Buvez-en 2 ou 3 tasses par jour. Commencez quelques jours avant les règles et poursuivez durant environ 15 jours.

Les bienfaits des hydrolats en application

Pour les soins externe de la peau, les hydrolats sont parfaits ; vous pouvez les adapter à votre type de peau et aux moments particuliers, par exemple avant les règles. Appliquez l'hydrolat après un nettoyage doux de la peau et avant votre crème hydratante.

- Les hydrolats de **camomille** et de **mélisse** calment les inflammations et adoucissent la peau sèche et sensible.
- L'hydrolat de **romarin** purifie et équilibre la peau grasse.
- L'hydrolat d'**achillée** est apaisant pour la peau irritée et acnéique.

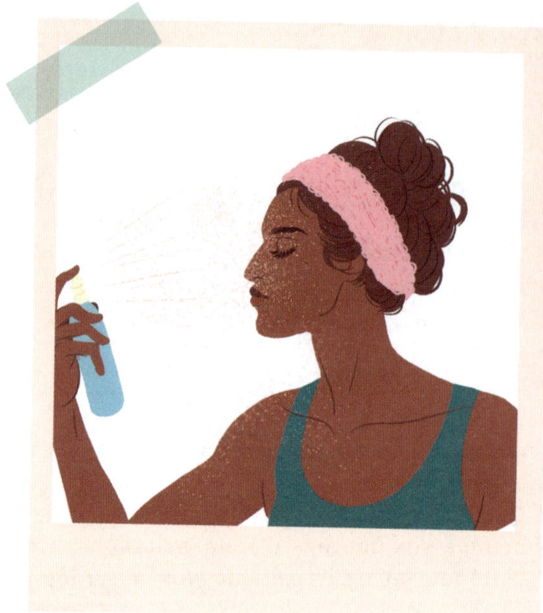

J'AI DES MIGRAINES MENSTRUELLES

La migraine hormonale (dite « cataméniale ») peut survenir de 3 jours avant les règles jusqu'à 3 jours après. La chute du taux d'œstrogène en serait responsable. Elle se caractérise par une douleur d'un seul côté de la tête, aggravée par les activités physiques, et peut être accompagnée de nausées, de vomissements et d'une hypersensibilité à la lumière et au bruit. C'est une migraine qui se révèle souvent plus sévère et plus longue que celle survenant à d'autres moments du cycle hormonal et qui répond moins bien aux traitements classiques.

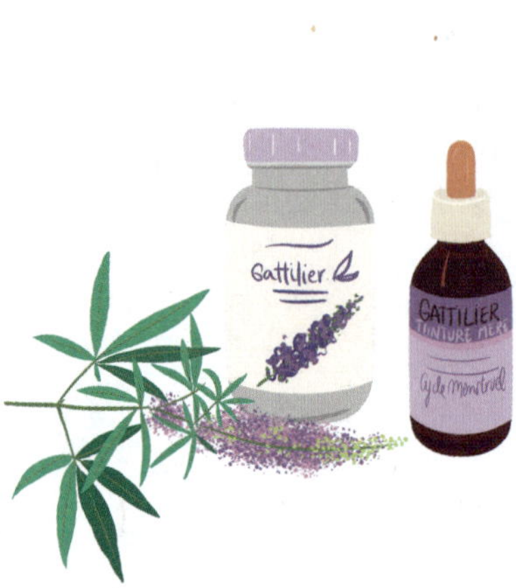

Objectif prévention !

Les plantes alliées durant cette période sont celles qui favorisent le rééquilibrage hormonal, comme le gattilier, l'alchémille et l'achillée. Le bon réflexe consiste surtout à anticiper les inconforts.

Le gattilier est un modulateur des effets hormonaux ; on l'utilise à partir du milieu du cycle, et sur une durée de 3 mois pour que l'effet s'installe durablement. On peut le prendre sous forme d'infusions, en gélules ou en teinture mère.

EN INFUSION

1 c. à c. de graines par tasse, buvez-en 1 ou 2 tasses par jour du 8e au 21e du cycle, sur plusieurs cycles.

EN TEINTURE MÈRE

Généralement de 40 à 60 gouttes, 3 fois par jour durant 3 mois, à commencer en milieu de cycle pour favoriser la montée du taux de progestérone.

LE BON RÉFLEXE PENDANT UNE CRISE...

Prenez une douche en laissant couler de l'eau bien chaude sur votre nuque assez longtemps pour détendre vos cervicales et soulager vos tensions musculaires.

EN COMPLÉMENT ALIMENTAIRE

Utilisez des gélules de gattilier, dont la posologie est indiquée selon l'extrait et le laboratoire (généralement une dose journalière recommandée de 2 à 4,5 mg). Les effets bénéfiques se manifestent sur le long terme : 3 mois au minimum sont nécessaires pour régulariser le cycle menstruel et diminuer les douleurs.

Le magnésium, à prendre en cure, est également un élément qui peut apporter un soulagement dans les migraines récurrentes (voir conseils p. 23).

Mon roll-on antidouleur aux huiles essentielles

L'HE de menthe poivrée (*Mentha piperita*), avec l'effet froid produit par le menthol, est antalgique et décongestionnante, elle permet de réduire le processus de l'inflammation et de la douleur.

L'HE de camomille noble (ou romaine : *Chamaemelum nobile*) est anti-inflammatoire et antalgique.

L'HE de lavande officinale ou vraie (*Lavandula angustifolia*) est anti-névralgique.

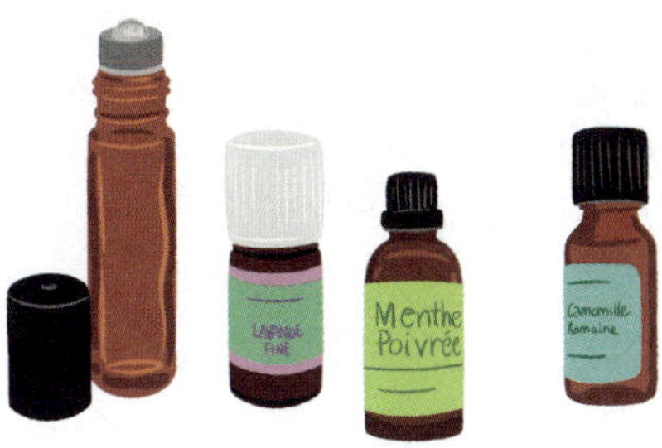

Mon roll on antimigraine

- HE de menthe poivrée : 15 gouttes
- HE de camomille romaine : 5 gouttes
- HE de lavande officinale : 10 gouttes

Vous pouvez associer ces trois HE en synergie dans la confection d'un roll-on.

Choisissez un petit flacon roll-on d'une contenance de 5 ml, pratique à glisser dans une poche pour l'avoir tout le temps sur vous. Appliquez sur le front et les tempes (faites attention car la menthe poivrée peut provoquer une sensation de brûlure près des yeux). À utiliser plusieurs fois dans la journée.

HELP, CYSTITE !

D'après des statistiques, une femme sur deux sera atteinte d'une cystite au moins une fois dans sa vie... Il s'agit d'une infection urinaire ayant la plupart du temps pour origine une bactérie intestinale de type *Escherichia coli.* Les symptômes débutent souvent brutalement et se caractérisent par une sensation de brûlure à la miction et l'envie fréquente d'uriner.

EN CAS DE CRISE AIGUË DE CYSTITE, les plantes ne suffisent pas car leurs effets apparaissent plutôt dans la durée, alors que les troubles sont parfois urgents à soigner. **La prévention est ici de mise** si vous êtes sujette aux infections urinaires.

Busserole, canneberge et bruyère, le trio gagnant

Ces plantes existent sous forme de gouttes en teinture mère ou en EPS, par exemple, et de gélules, mais il est aussi intéressant de consommer des infusions car l'augmentation du volume des urines permet en partie d'empêcher les bactéries d'adhérer aux parois des voies urinaires.

La bruyère possède des propriétés diurétiques puissantes et antiseptiques des voies urinaires.

EN INFUSION

1 c. à s. de fleurs par tasse, buvez-en 3 ou 4 tasses par jour jusqu'à la guérison.

La busserole est surtout très riche en tanins et astringente et possède également des propriétés antiseptiques urinaires.

EN COMPLÉMENT ALIMENTAIRE

Elle peut être prise sous forme de gélules ou de poudre à mélanger dans du miel, à raison de 2 à 6 g par jour répartis en 4 à 6 prises, espacées de 2 à 3 h, pendant quelques jours.

EN INFUSION

On recommande généralement entre 2 et 6 g par jour à répartir en plusieurs prises, de quelques jours à 3 semaines au maximum. Sa consommation peut entraîner une coloration des urines : évitez d'en prendre en excès à cause des tanins.

LE TRAITEMENT HOMÉOPATHIQUE

Le remède **Cantharis 5 CH** est utilisé pour réduire les fortes douleurs ressenties avant et au moment d'uriner, ainsi que la brûlure de la vessie à la miction. Prenez 3 granules toutes les 30 minutes pour soulager la douleur. Si aucune amélioration n'est constatée, consultez un médecin.

La canneberge (ou baie de cranberry) est particulièrement utile en prévention des cystites récidivantes. Certaines études ont testé l'effet de la consommation d'un composé présent dans les baies de canneberge, la proanthocyanidine, en lien avec la prévention de la fixation bactérienne sur les parois des voies urinaires qui provoque des infections. La proanthocyanidine s'est montrée efficace contre les bactéries *Escherichia coli, Pseudomonas aeruginosa* et *Proteus mirabilis.* Les baies de cranberry consommées en quantité raisonnable représentent sans doute un facteur préventif non négligeable.

EN COMPLÉMENT ALIMENTAIRE

La dose recommandée est de 500 ml par jour en jus ou bien de 300 à 1 500 mg par jour en gélules, à prendre en cure préventive de 3 semaines, renouvelable.

Mes huiles essentielles antibactériennes

Certaines HE sont très utiles pour ce type d'infection urinaire ; en revanche, elles sont très fortes, ne vous aventurez pas à essayer de les avaler directement, elles vous brûleraient ! Ce sont des HE très riches en phénols, des molécules puissamment anti-infectieuses, efficaces sur le développement et la croissance des bactéries, notamment *Escherichia coli,* impliquée dans les cystites.

EN COMPLÉMENT ALIMENTAIRE

Certains laboratoires proposent des capsules huileuses renfermant des HE très puissantes comme l'origan compact ou la sarriette. Prenez-en 1 capsule pendant le repas, 3 fois par jour pendant 7 jours.

EN APPLICATION CUTANÉE

On peut aussi avoir recours aux HE (en massage sur la peau). Choisissez une huile végétale la plus pénétrante possible (noisette, tournesol, macadamia) associée aux HE de tea tree ou arbre à thé (*Melaleuca alternifolia*) et de palmarosa (*Cymbopogon martinii*) pour leur activité antibactérienne et à l'HE d'eucalyptus citronné (*Eucalyptus citriodora*) pour ses vertus anti-inflammatoires.
Mélangez 1 goutte d'HE de tea tree + 1 goutte d'HE d'eucalyptus citronné + 1 goutte de palmarosa dans une noisette d'huile végétale, à appliquer sur le bas du ventre et du dos 3 fois par jour, pendant une semaine environ.

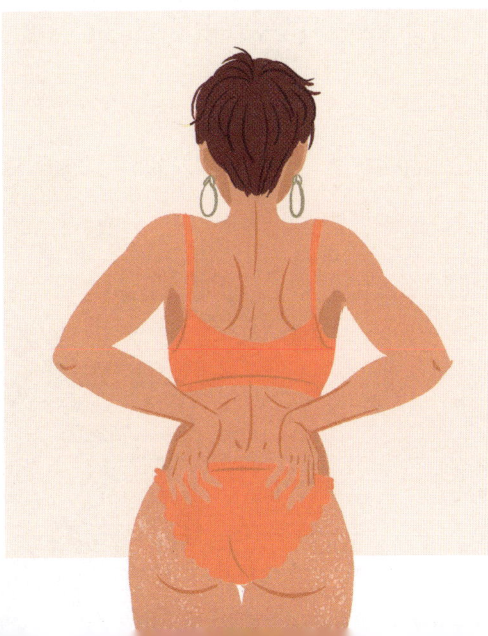

CHAPITRE 6

Je prends soin de ma peau, de mes cheveux et de ma bouche

La peau est un organe sensoriel majeur, le plus grand du corps humain (2 m^2 !), et le siège des interactions de notre organisme avec notre environnement. La peau et le système nerveux sont issus de la même couche cellulaire embryologique, l'ectoderme, qui, au cours du développement, se sépare en deux tissus, l'épiderme et le neuro-ectoderme, à l'origine du système nerveux. La peau est donc un organe extrêmement sensible et réactif aux pressions, y compris d'ordre psychologique. Les émotions se manifestent à travers la peau, comme le rougissement et certaines dermatoses psychosomatiques comme l'eczéma, l'urticaire, la chute des cheveux... Ainsi, prendre soin de sa peau va bien au-delà du simple geste cosmétique !

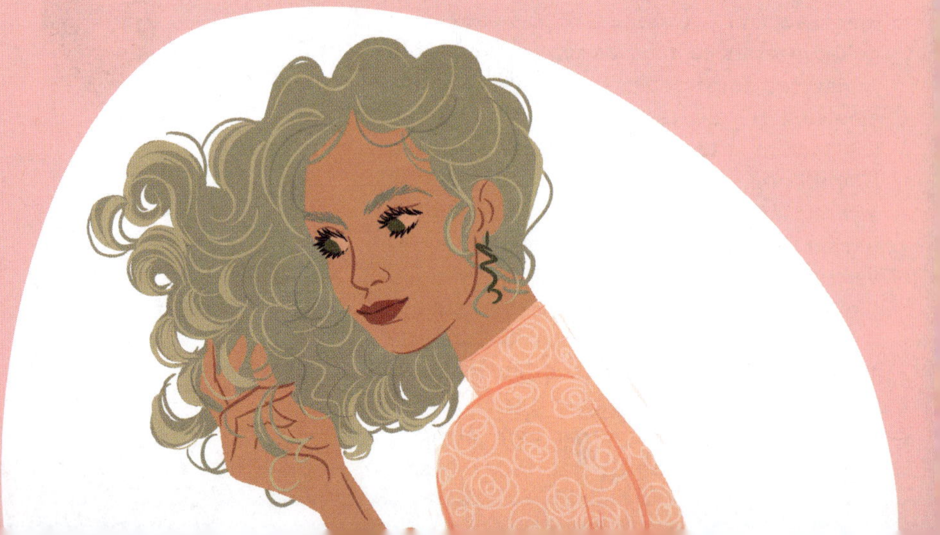

LES SOINS COSMÉTIQUES DE MA PEAU

Ma peau est sèche

La peau sèche est fine, rugueuse, desquamante (elle gratte et pèle facilement) : elle présente un déficit du film hydrolipidique (d'eau et de lipides) et de la cohésion des cellules de l'épiderme. Elle nécessite un soin particulier pour régénérer la barrière cutanée.

Mes huiles végétales nourrissantes

Les huiles végétales les plus indiquées pour nourrir la peau sèche sont émollientes, antidéshydratantes et antiradicalaires, comme celles d'abricot, amande douce, argan, avocat, germe de blé, jojoba, onagre, rose musquée et calendula.

COMMENT JE LES UTILISE ?

Avant l'application de votre crème habituelle, déposez quelques gouttes d'huile dans vos mains et appliquez en massages circulaires sur le visage déjà nettoyé, pendant 2 minutes, matin et soir.

Mes huiles essentielles protectrices

Vous pouvez incorporer des HE spécifiques à votre huile végétale en soin quotidien.

L'HE de carotte (*Daucus carota*) est régénératrice cellulaire, elle est utile en cas de couperose, d'eczéma, d'acné, de furoncle, de taches de vieillesse.

L'HE de camomille romaine (*Chamaemelum nobile*) est souveraine dans l'eczéma, le psoriasis, l'acné, les dermatites, la couperose, la peau sensible.

L'HE de géranium rosat (*Pelargonium graveolens*) est un équilibrant et régénérant cutané.

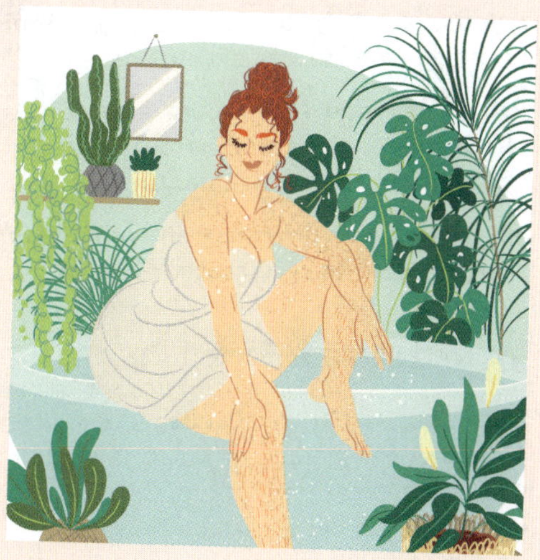

EN APPLICATION LOCALE

Préparez un flacon de 10 ml contenant 8 gouttes de chaque HE (carotte, camomille romaine et géranium rosat, soit 24 gouttes en tout, équivalant à 1 ml) et complétez le reste du flacon avec l'huile végétale choisie (parmi : abricot, amande douce, argan, avocat, germe de blé, jojoba, onagre, rose musquée, calendula). Appliquez sur votre peau matin et soir.

Je nourris ma peau sèche de l'intérieur

L'huile extraite des graines de bourrache joue un rôle fondamental dans la constitution membranaire, elle est indiquée dans la prévention du vieillissement cutané.

PRIVILÉGIEZ LES ALIMENTS RICHES EN VITAMINES A : huile de foie de morue, beurre, jaune d'œuf, et en bêtacarotène : carotte, abricot...

EN COMPLÉMENT ALIMENTAIRE

Prenez 2 ou 3 capsules huileuses de bourrache par jour.

Ma peau est grasse

La peau grasse a un aspect luisant (nez, front, joues) dû à un dysfonctionnement des glandes sébacées qui produisent trop de sébum dans les pores dilatés de la peau. Évitez les savons décapants qui obligent la peau à booster encore plus la production de sébum lorsqu'on le lui enlève... Le mot d'ordre : réguler le sébum et resserrer les pores.

Mes huiles végétales préférées

Les huiles végétales de jojoba et de noisette sont les plus efficaces et recommandées pour les peaux grasses. Elles ne bouchent pas les pores et régulent la production de sébum trop importante. Elles pénètrent sans laisser de film gras sur la peau.
Comment je les utilise ? Fabriquez votre flacon de synergie aromatique (voir ci-dessous).

Mes huiles essentielles spéciales peau grasse

L'HE de géranium rosat (*Pelargonium graveolens*) est le produit régulateur équilibrant de la peau par excellence !

L'HE de lavande (*Lavandula angustifolia*) est puissante, régénératrice cutanée, antibactérienne et antifongique. Un must !

L'HE de petit grain bigarade (*Citrus aurantium*) est astringente et régulatrice séborrhéique.

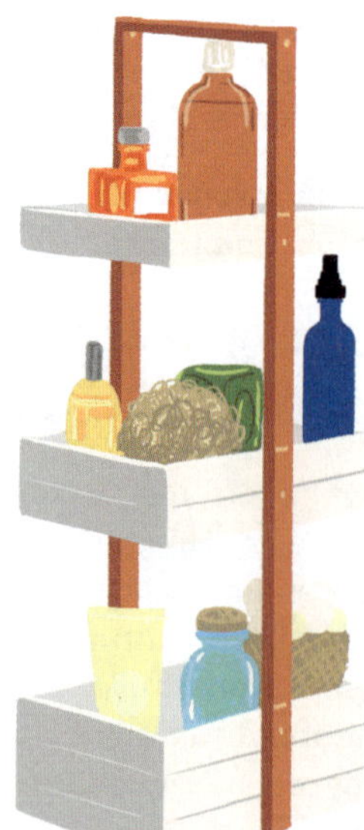

EN APPLICATION LOCALE

Préparez un flacon de 10 ml avec 8 gouttes de chaque HE (géranium rosat, lavande et petit grain bigarade) et complétez avec l'huile végétale de jojoba ou noisette.
Matin et soir, appliquez quelques gouttes de ce mélange en massage sur le visage.

Mes hydrolats toniques et astringents

L'hydrolat d'hammamélis est très efficace pour nettoyer les peaux grasses, mais aussi sensibles et couperosées, il favorise la microcirculation, raffermit les tissus cutanés et atténue les cernes. À utiliser sous forme de compresses d'hydrolat, mais à éviter sur les peaux sèches.

Pour resserrer les pores, on peut aussi utiliser les hydrolats astringents de **lavande vraie,** de **romarin** et de **rose.**

MON SAUNA FACIAL

Déposez une grosse poignée de plante ou d'un mélange de plantes (romarin, thym, lavande...) au fond d'un grand bol. Versez de l'eau frémissante dessus, couvrez avec une serviette, attendez un peu pour ne pas vous brûler, puis restez penchée au-dessus du bol pendant quelques minutes, avec la serviette recouvrant votre tête.

Mon masque assainissant spécial peau grasse

Dans un bol (n'utilisez pas de matériel en métal), mélangez 2 ou 3 c. à s. de poudre d'argile verte à diluer avec un hydrolat (rose ou lavande). Vous pouvez ajouter quelques gouttes de jus de citron ou 2 gouttes d'essence de citron (*Citrus limonum*).

Étalez en couche épaisse sur la peau pendant une dizaine de minutes, ne le laissez pas sécher. À renouveler une fois par semaine.

Pour encore plus d'efficacité, on peut au préalable réaliser un sauna facial qui dilatera les pores de la peau.

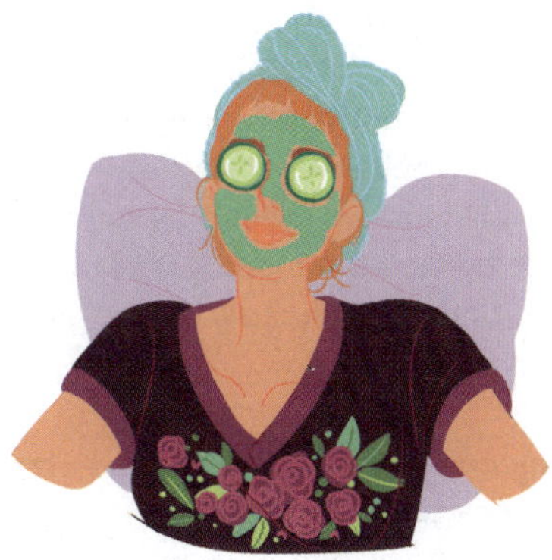

Ma peau est acnéique

L'acné est une affection du follicule pilo-sébacé, autrement dit le siège d'une hyperactivité et d'une inflammation.

Haro sur les boutons !

- **En application locale**, **l'huile essentielle de tea tree** (*Melaleuca alternifolia*), antibactérienne, peut être utilisée directement sur les plus gros boutons. Matin et soir, on applique un Coton-Tige imbibé d'HE de tea tree sur chaque bouton. On peut aussi utiliser **l'HE de lavande** à la place, qui a la propriété d'être asséchante.
- **Les huiles végétales** recommandées pour les peaux acnéiques sont celles de jojoba et de noisette, car elles nourrissent sans être comédogènes (voir p. 90, le soin des peaux grasses).
- **Les hydrolats de romarin et de rose** sont à utiliser régulièrement en lotion sur le visage pour purifier la peau.

Le zinc, mon allié oligo !

Antiseptique et anti-inflammatoire, le zinc régule la production de sébum et aide à lutter contre l'acné. Régénérateur cutané, il favorise la cicatrisation et prévient les marques qui peuvent être occasionnées par l'acné.

EN COMPLÉMENT ALIMENTAIRE

Le zinc est disponible sous forme de gélules, de comprimés, et sous forme liquide. Pour l'acné, la posologie recommandée est de 30 mg par jour. Il doit être pris à jeun.

Dans l'alimentation, on trouve du zinc dans les produits de la mer (les huîtres notamment), la viande, le jaune d'œuf, les graines et oléagineux, le cacao.

Ma peau est ridée

La ride est une cassure cutanée due à un affaissement des structures dermiques provoqué par la disparition progressive de l'élastine et du collagène. Une peau sèche se ride plus facilement, car elle est plus fine. Les principaux mécanismes du vieillissement cutané sont ceux de l'oxydation par formation de radicaux libres.

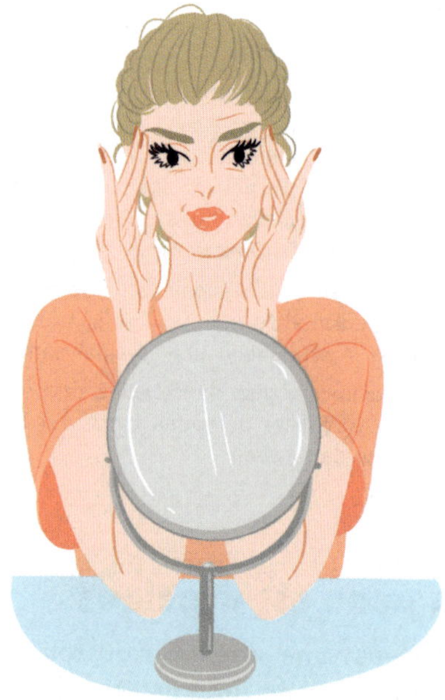

J'active le collagène de ma peau

Le collagène est impliqué, avec l'élastine, dans la résistance et la souplesse de la peau. La synthèse diminue avec l'âge et le collagène devient moins extensible.
Deux plantes extrêmement riches en silicium contribuent au renforcement et à la revitalisation du collagène : la prêle et le bambou.

EN COMPLÉMENTS ALIMENTAIRES

- On trouve la prêle et le bambou sous forme de poudre, à parsemer sur les aliments ou à mélanger à un yaourt, un jus de fruits, etc., à raison de 1 c. à c. par jour.
- Il existe aussi des gélules de poudre. On en prend généralement 1 ou 2 gélules 3 fois par jour avant les repas. On peut aussi les ouvrir pour en saupoudrer ses plats. Il existe également des solutions buvables : 1 ou 2 c. à s. par jour, à prendre en cure d'un mois renouvelable.

Mangez régulièrement des fruits et légumes, aux vertus antioxydantes, pour préserver votre peau d'un vieillissement prématuré !

Zoom sur le silicium

Le silicium est indispensable pour la synthèse et la formation des fibres de collagène et d'élastine dans les tissus conjonctifs. Le déficit en silicium organique provoque un dessèchement de la peau et l'apparition des rides. Il permet également de renforcer les phanères (ongles, cheveux), la cicatrisation et le maintien de la structure de la peau.

Dans l'alimentation : le silicium est très présent dans les organismes vivants, il se trouve dans les enveloppes des fruits et des céréales complètes, l'ail, l'échalote, la ciboule, le chou-fleur, les fraises, les haricots en grains frais, les pois frais, les pommes. Mais c'est surtout dans l'oignon, le fenugrec, le bambou et la prêle que l'on en trouve de fortes concentrations.

Les soins de mes paupières et de mes yeux

La peau autour des yeux est extrêmement fine, sensible et fragile. La fatigue et les allergies peuvent facilement causer gonflements, inflammations, irritations et rougeurs.

Mes compresses d'hydrolat apaisant

L'hydrolat idéal pour apaiser les yeux, c'est le bleuet, qui est astringent, décongestionnant et adoucissant.

L'hydrolat de camomille noble est aussi très agréable à utiliser pour les inflammations de type allergie autour des yeux.

EN APPLICATION LOCALE

On utilise le bleuet ou la camomille en compresses ou en bain d'œil pour traiter les conjonctivites, les inflammations des yeux et des paupières.
Allongez-vous pendant 5 minutes avec des compresses d'hydrolat posées sur vos yeux.

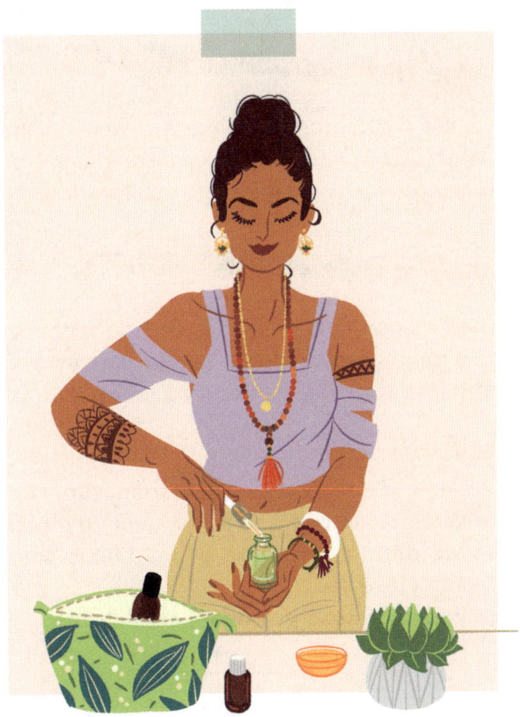

Hygiène et soins de ma peau lésée

Je soigne une mycose cutanée

La mycose est une infection causée par un champignon, qui forme des taches blanches ou rougeâtres sur la peau, et s'accompagne généralement de démangeaisons et de rougeurs. La présence d'une infection fongique peut révéler un système immunitaire affaibli.

HE de tea tree + HE de palmarosa, la synergie antifongique

Les HE de tea tree (*Melaleuca alternifolia*) et de palmarosa (*Cymbopogon martini*) sont les meilleurs antimycosiques de l'arsenal aromatique !

EN APPLICATION LOCALE

Mélangez-les à parts égales dans un flacon de 5 ml ; vous n'êtes pas obligée de le remplir entièrement, vous pouvez ne mettre que 25 gouttes de chaque par exemple.
Si la zone atteinte est réduite, vous pouvez appliquer 1 goutte pure du mélange. Si la zone est plus étendue, vous pouvez diluer 2 ou 3 gouttes du mélange dans quelques gouttes d'huile végétale (calophyllum ou nigelle).

J'ai de l'eczéma

S'il forme des taches rosées avec des plaques sèches qui grattent et pèlent, c'est l'eczéma sec. S'il forme de petites vésicules inflammatoires sur la peau, vous avez affaire avec l'eczéma suintant.

Les effets calmants du gel d'aloès

Le gel d'aloès est un puissant cicatrisant, à l'action anti-infectieuse et anti-inflammatoire. Astringent et stimulant de la production de collagène, il lutte contre le vieillissement cutané, prévient les vergetures, les taches brunes... Constitué d'eau à 99 %, c'est un remarquable agent hydratant, très pénétrant, qui laisse un film protecteur sur la peau. Il apaise les peaux sèches, rouges et irritées.

POUR TRAITER L'ECZÉMA SUINTANT

Le gel d'aloès est efficace à raison de 2 gouttes d'HE de lavande officinale (*Lavandula angustifolia*) dans une noisette de gel d'aloès à appliquer localement, matin et soir (surtout le soir), pendant plusieurs jours.

POUR APAISER L'ECZÉMA SEC

Utilisez de l'huile végétale de bourrache mélangée à un peu de gel d'aloès. Pour obtenir une texture plus douce, vous pouvez y ajouter 1 goutte d'HE de camomille noble ou romaine (*Chamaemelum nobile*).

Si j'ai une brûlure ou un coup de soleil...

Il s'agit d'une blessure cutanée superficielle ou profonde qui peut avoir différentes origines : par contact de chaleur, d'électricité, d'un produit chimique, par un coup de soleil, etc. La structure et les tissus sont modifiés, voire détruits, à un degré plus ou moins élevé.
Si la brûlure est profonde, consultez !

L'huile rouge de millepertuis

Pour des brûlures superficielles, notamment les coups de soleil, vous pouvez appliquer la fameuse « huile rouge ».
En application locale, cette macération des sommités fleuries du millepertuis dans une huile végétale, de sésame ou d'olive généralement, est souveraine contre les brûlures, coups de soleil et autres inflammations ou lésions cutanées : elle calme la douleur et favorise la réparation tissulaire.

Ma formule apaisante et cicatrisante

- HE de lavande officinale (*Lavandula angustifolia*) : 2 ou 3 gouttes
- HV de millepertuis : une noisette

Appliquez sur la zone concernée plusieurs fois par jour.

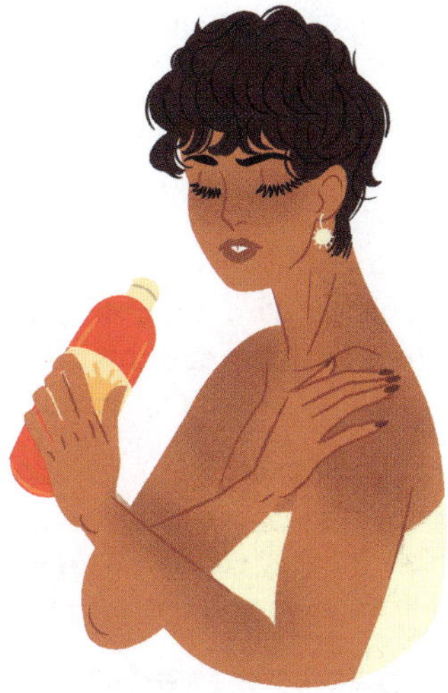

Pour effacer une cicatrice

On peut agir sur la qualité de la régénération des tissus dès le début du processus de cicatrisation, qui peut mettre plusieurs mois avant d'atteindre son aspect définitif.

La rose musquée aux vertus réparatrices

Elle contient des vitamines (A, E) et environ 40 % d'oméga-3 ! Ses propriétés antioxydantes, régénérantes cutanées et restructurantes de la membrane cellulaire de la couche cornée sont précieuses en cas de cicatrices et en prévention du vieillissement.

Il est préférable de ne pas utiliser cette HE sur une peau acnéique, sauf pour atténuer les cicatrices des boutons une fois disparus.

EN APPLICATION LOCALE

1 noisette d'huile, matin et soir, en cure de 3 semaines, à renouveler.

En cas de blessure et de plaie cutanée

Toute blessure (ouverture dans le revêtement cutané) engendre une possible complication infectieuse. Les huiles essentielles présentent l'avantage d'être antiseptiques et anti-infectieuses.

EN APPLICATION LOCALE

Utilisez 1 ou 2 gouttes **d'HE de lavande officinale** (*Lavandula angustifolia*) à appliquer en compresses directement sur la plaie, jusqu'à cicatrisation. C'est sans douleur car la lavande ne pique pas ! **L'HE de tea tree** (*Melaleuca alternifolia*) peut être utilisée de la même manière en cas de risque d'infection si la plaie est très sale, grâce à ses propriétés antibiotiques.

Faire disparaître un bleu ou une bosse

Lors d'un coup ou d'un choc, le premier geste consiste à calmer la douleur. Il convient ensuite de limiter la formation et de résorber l'hématome. Ce dernier disparaît en général spontanément au bout de 15 jours.

La magie de l'immortelle

L'application de quelques gouttes d'HE d'immortelle ou hélichryse (*Helichrysum italicum*) pure est très efficace, ou bien diluée dans du gel d'aloès ou de l'huile végétale d'arnica, par exemple, si la zone concernée est plus étendue. Elle fonctionne même sur les bleus anciens !

EN APPLICATION ET MASSAGE

Procédez à un léger massage circulaire dans le sens des aiguilles d'une montre avec quelques gouttes d'HE d'immortelle mélangée dans du gel d'aloès ou dans l'huile d'arnica. Partez d'un point central au milieu de l'hématome et agrandissez au fur et à mesure en spirale vers l'extérieur.

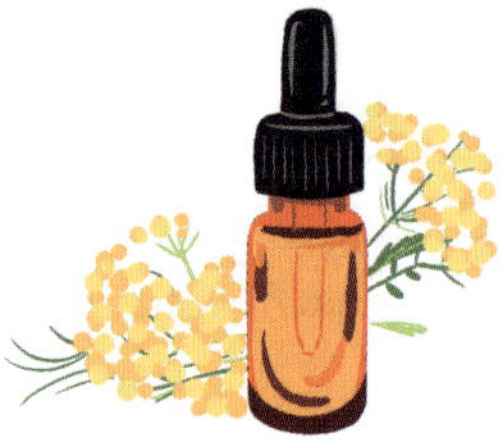

Stop à la peau qui gratte !

Une démangeaison peut être causée par une peau trop sèche, une réaction de type allergique, des piqûres d'insecte, de végétaux, des produits au contact de la peau (lessive, savons, textiles, etc.), ou encore une allergie alimentaire, etc.

La camomille apaisante

Les propriétés anti-inflammatoires cutanées de la camomille noble sont remarquables sur les irritations, les allergies, et pour calmer les démangeaisons.

EN APPLICATION LOCALE

1 ou 2 gouttes d'HE de camomille noble (*Chamaemelum nobile*) dans une noisette d'huile végétale (calendula ou millepertuis) sur la zone concernée, 2 ou 3 fois par jour, jusqu'à apaisement.

Finies les taches brunes !

De leur nom scientifique « lentigo », ces pigmentations de la peau ne sont pas forcément liées à l'âge, mais plutôt à l'oxydation. Elles sont localisées sur le visage, les mains, les épaules ou les bras. Le vieillissement de la peau est accéléré par certains phénomènes oxydants comme l'exposition excessive au soleil ou la pollution.

Ma formule antitaches régénérante au céleri et à la carotte

L'HE de céleri (*Apium graveolens*) possède un effet antipigmentaire, clarifiant et éclaircissant, qui agit sur les pigments et taches brunes par détoxification.

L'HE de carotte (*Daucus carota*) est reconnue pour ses vertus régénératrices cutanées et ses nombreux bienfaits sur la peau (cicatrices, eczéma, acné, couperose, crevasses, etc.) et en prévention du vieillissement, sur les rides et taches brunes.

L'essence de citron (*Citrus limonum*) a des propriétés antioxydantes qui limitent l'oxydation des lipides de la surface de la peau. Attention cependant à ne l'utiliser que le soir : en effet, la peau risque une hyperpigmentation en cas d'exposition solaire. À l'inverse, en absence de rayons UV, l'essence de citron possède une action dépigmentante qui lutte contre les taches...

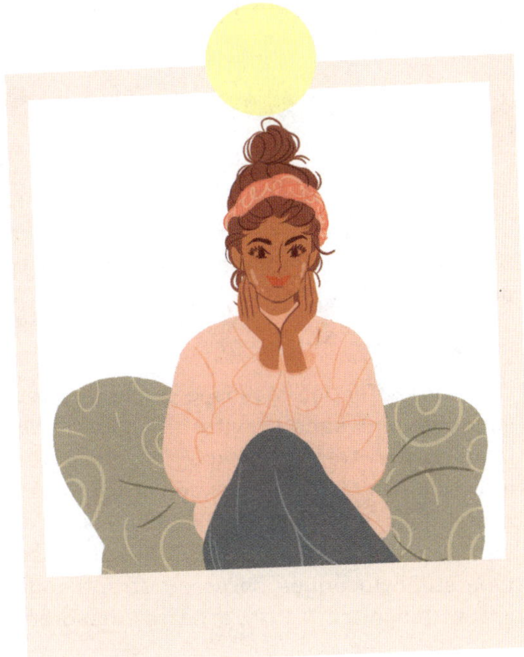

Mon huile antitaches

Préparez donc ce mélange aromatique dans un flacon de 10 ml contenant les 3 HE suivantes :

- 5 gouttes d'huile essentielle de céleri
- 5 gouttes d'huile essentielle de carotte
- 10 gouttes d'huile essentielle de citron
- Huile végétale de rose musquée : complétez le volume du flacon.

Appliquez cette synergie **seulement le soir** pendant 3 semaines, avant votre crème habituelle ou mélangée à celle-ci.

Aïe, une ampoule !

Petite bulle remplie de liquide transparent occasionnée par un frottement répété de la peau, c'est un mécanisme de défense où l'épiderme, la couche superficielle de la peau, se sépare du derme, une couche plus profonde.

Ne percez pas une ampoule ! Cela risque de ralentir la guérison ou de favoriser une infection. Si elle est déjà percée, n'enlevez pas la peau, elle fera office de pansement pendant la cicatrisation.

EN APPLICATION LOCALE

L'HE de lavande (*Lavandula angustifolia*) antibrûlure : déposez 1 goutte pure sur l'ampoule ou la zone échauffée jusqu'à 5 fois par jour. Vous pouvez laisser sécher l'ampoule à l'air libre ou la couvrir d'un pansement stérile.
S'il y a un risque d'infection, l'HE de tea tree (*Melaleuca alternifolia*) peut être utilisée de la même manière.

En cas de panaris...

C'est une affection localisée sur le pourtour d'un ongle (principalement doigt ou orteil), généralement sans gravité. Un panaris survient quelques jours après une plaie dans laquelle pénètrent les bactéries présentes sur la surface de la peau, provoquant une infection des tissus autour de l'ongle. Cela se manifeste par une rougeur, une tension, un gonflement, une sensation de chaleur et des élancements douloureux. Sans traitement, un abcès rempli de pus se forme à la base de l'ongle. Les bactéries impliquées sont de type staphylocoques dorés ou streptocoques, et peuvent engendrer une infection plus grave. Consultez s'il n'y a pas d'amélioration.

Le remède drainant : l'argile

L'argile a des propriétés antiseptiques, cicatrisantes et anti-inflammatoires.

COMMENT FAIRE ?

Versez la poudre d'argile dans un saladier (en verre ou en porcelaine), ajoutez de l'eau de source ou de l'hydrolat de tea tree ou de lavande, mélangez avec une cuillère en bois afin d'obtenir une pâte souple, ni trop liquide ni trop épaisse.
Déposez la pâte dans un morceau de tissu, (coton, lin) sur une épaisseur d'au moins 2 cm, appliquez ce « pansement » sur le panaris en le maintenant avec un sparadrap pendant environ une heure, l'argile doit être bien sèche. Renouvelez (avec une nouvelle pâte) jusqu'à ce que le panaris ait disparu.

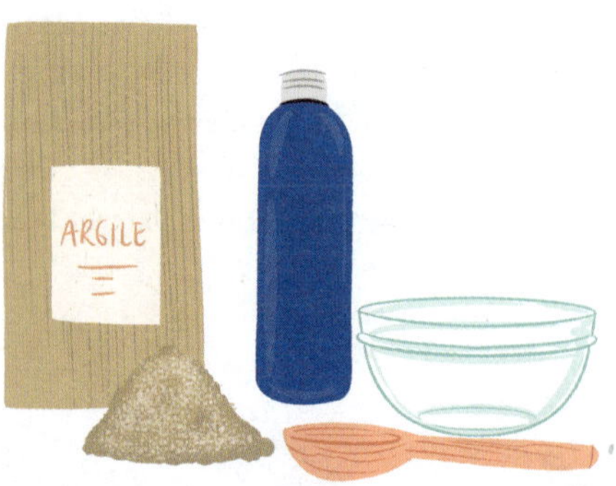

Je soigne une verrue

Les verrues sont dues à un virus de type papillomavirus bénin. La majorité des gens en sont des porteurs sains. Lors d'une période de déficit immunitaire, les verrues peuvent apparaître. On suppose donc que le stress, la fatigue et les chocs émotionnels ont une incidence sur cette apparition.

Attention au clou de girofle qui est dermocaustique (ne pas dépasser la dose).

Mon mélange aromatique anti-verrues

- HE de citron (*Citrus limonum*) : 25 gouttes
- HE de saro (*Cinnamosma fragrans*) : 25 gouttes
- HE de tea tree (*Melaleuca alternifolia*) : 25 gouttes
- HE de clou de girofle (*Syzygium aromaticum*) : 20 gouttes

Appliquez 1 ou 2 gouttes du mélange à l'aide d'un Coton-Tige directement sur la tête de la verrue, matin et soir, pendant le temps nécessaire (au moins un mois).

LES SOINS DE MES CHEVEUX

Mes routines quotidiennes pour entretenir mes cheveux

Il existe des solutions en phytothérapie pour renforcer les ongles et les cheveux : les plantes reminéralisantes comme l'ortie, la prêle et le bambou sont par exemple précieuses.

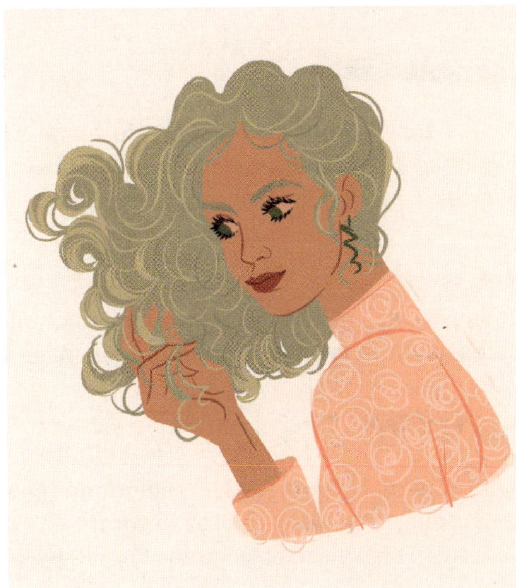

L'ortie, reminéralisante

EN INFUSION

Prévoyez 15 à 20 g par litre ou une bonne c. à s. par tasse. Laissez infuser longtemps (20 à 30 min), et buvez-en 3 tasses par jour.

EN MASSAGE

Vous pouvez aussi utiliser cette infusion après le shampoing : rincez vos cheveux et appliquez cette lotion d'ortie en massant le cuir chevelu. Ne rincez pas et laissez sécher vos cheveux.

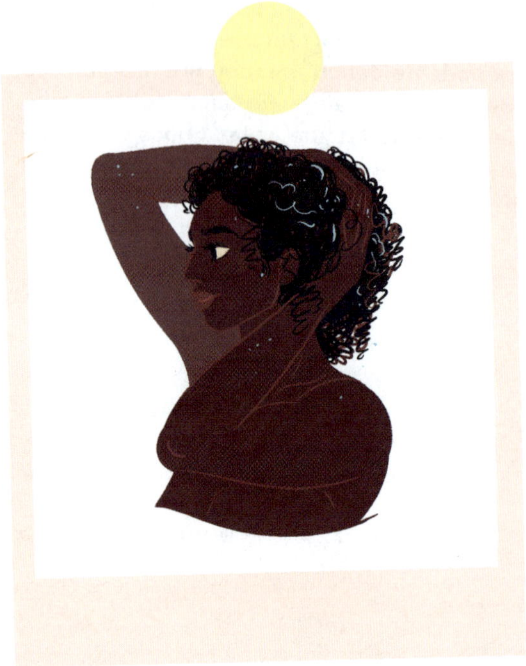

EN COMPLÉMENT ALIMENTAIRE

L'ortie existe en gélules de poudre, en teinture mère (généralement 30 à 100 gouttes par jour), en extrait fluide (SIPF, EPS). Suivez la posologie indiquée selon la forme d'extrait.

La prêle et le bambou, riches en silice

Les minéraux, notamment le silicium contenu par ces plantes, stimulent la régénération du collagène et la synthèse de l'élastine, améliorent la résistance du tissu conjonctif et permettent la consolidation et la réparation de la structure des phanères, et donc des ongles et des cheveux.

PAR VOIE ORALE

On les trouve sous forme de gélules de poudre. Selon le dosage indiqué, on prend 1 ou 2 gélules 3 fois par jour avant les repas. On trouve également le silicium extrait de ces plantes sous forme liquide, en flacon.

Mon mélange aromatique en application régulière

Vous pouvez également faire appel aux huiles essentielles dont les propriétés peuvent être utiles selon le type de soin dont vous avez besoin (voir ci-dessous votre type de cheveux).

EN PRATIQUE

Ajoutez simplement les HE sélectionnées dans votre shampoing. Choisissez bien sûr un shampoing très doux, bio et naturel sans produits toxiques à l'intérieur. Ajoutez environ 50 gouttes en tout d'HE pour 100 ml de shampoing.

Mes cheveux sont très secs

Les cheveux secs ont tendance à s'emmêler très facilement, à être ternes, rêches, et à manquer de souplesse. La cause de la sécheresse capillaire correspond à la production insuffisante de sébum du cuir chevelu chargé d'hydrater et de protéger les cheveux.

Mes réflexes hydratation

- **Espacez les shampoings** et évitez le sèche-cheveux.
- **Pratiquez des masques de gel d'aloès** sur l'ensemble de votre chevelure lavée et encore humide. Imbibez vos cheveux d'une couche fine, gardez sous une serviette plusieurs dizaines de minutes puis rincez.
- **Vous pouvez utiliser les HE d'ylang-ylang** (*Cananga odorata*) et **de géranium rosat** (*Pelargonium graveolens*) **pour enrichir votre shampoing habituel** : ajoutez 50 gouttes d'HE dans 100 ml de shampoing.

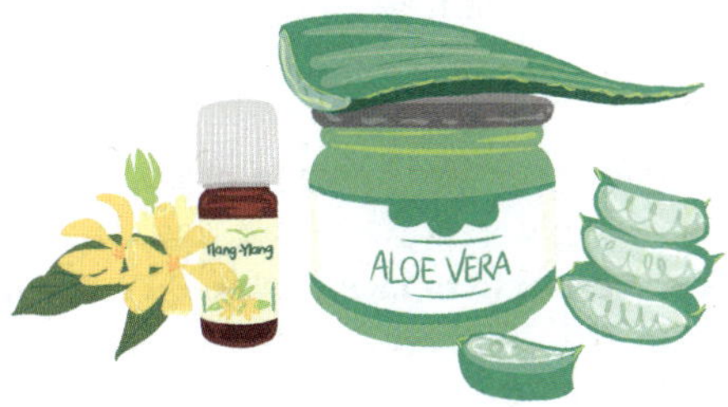

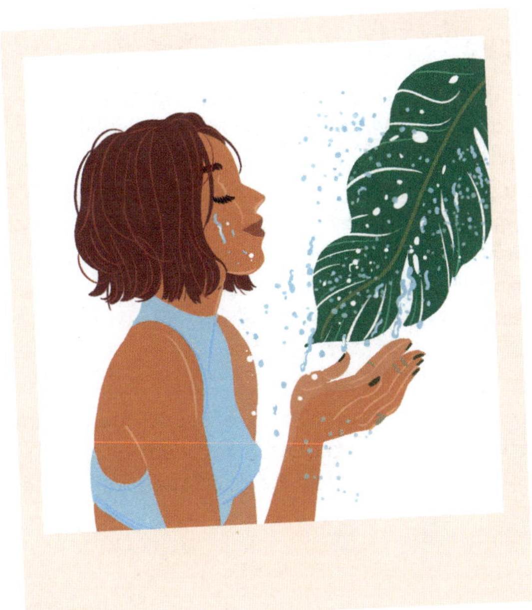

Mes cheveux sont trop gras

Le sébum est indispensable à la bonne santé du cuir chevelu, il protège et nourrit les cheveux, mais en excès il est responsable des cheveux gras. Il ne se limite pas au cuir chevelu, il s'étale et se répartit sur la chevelure jusqu'aux pointes. Les « racines » des cheveux, plus proches du crâne, regraissent vite après un shampoing. Vers les pointes, les cheveux sont moins gras, parfois même desséchés à cause des shampoings trop fréquents.

Mes réflexes antigras

- **Ne lavez pas vos cheveux gras tous les jours,** car cela stimule encore plus les glandes sébacées.
- **Faites un masque à l'argile verte** une fois par semaine avant le shampoing pour équilibrer la production de sébum du cuir chevelu. Vous pouvez diluer la

poudre d'argile dans de l'hydrolat de romarin, par exemple, pour encore plus d'efficacité. Mélangez afin d'obtenir une pâte fluide plus facile à appliquer. Ne l'appliquez pas aux extrémités du cheveu mais uniquement au niveau du cuir chevelu.

- **Vous pouvez utiliser les HE de romarin à verbénone** (*Rosmarinus officinalis verbenoniferum*) **et l'essence de citron** (*Citrus limonum*) **dans votre shampoing habituel** : 50 gouttes d'HE pour 100 ml de shampoing.

Help, je perds mes cheveux !

La chute des cheveux peut être passagère ou saisonnière, à cause d'un changement brutal des températures ou de l'ensoleillement. Elle peut aussi être réactionnelle, à la suite d'un régime, d'un état de stress, d'une infection virale... Si cela dure plus de 6 mois, consultez pour vérifier une carence ou un autre problème de santé.

Mes réflexes antichute

- **Stimulez régulièrement la circulation sanguine** au niveau du crâne en massant votre cuir chevelu avec la pulpe des doigts, en décollant bien la racine des cheveux.
- **L'ortie stimule la circulation du cuir chevelu** et favorise la multiplication des cellules capillaires. Prévoyez 1 grosse poignée de feuilles d'ortie pour environ 1 tasse d'eau en infusion (15 min), puis frictionnez-en votre cuir chevelu après chaque shampoing.

LES SOINS DE MA BOUCHE

L'hygiène quotidienne de ma bouche

La flore buccale est composée de milliards de micro-organismes, principalement de centaines d'espèces bactériennes, mais aussi de champignons, de virus et d'organismes unicellulaires. La flore buccale varie d'un individu à l'autre et dépend de l'alimentation, de l'hygiène bucco-dentaire, de l'âge, etc. Certaines nous sont bénéfiques et indispensables, comme le *Streptococcus salivarius*, qui écarte les agents pathogènes et protège des inflammations. Le *Streptrococcus sanguinis* prévient les caries alors que le *Streptococcus mutans* les favorise en transformant le sucre en acide lactique qui attaque l'émail dentaire. Vous l'aurez compris, tout est une question d'équilibre !

Mon dentifrice désinfectant et blanchissant

L'huile essentielle de tea tree (*Melaleuca alternifolia*), antibactérienne, possède une action modératrice de la flore buccale. On sait que les HE n'ont pas cet effet « antibiotique » qui tue toutes les bactéries, même les bonnes, mais un effet « eubiotique » qui cible les pathogènes.

EN APPLICATION LOCALE

3 fois par semaine, déposez une goutte d'HE de tea tree pure sur votre brosse à dents après le premier brossage et brossez à nouveau pendant une minute.
Pour une formule encore plus complète et blanchissante, vous pouvez préparer un flacon avec un mélange d'HE de tea tree et d'essence de citron (*Citrus limonum*) à parts égales, à déposer sur votre brosse à dents.

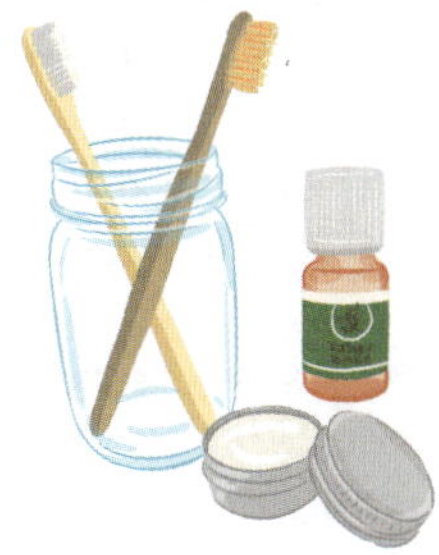

Mes gencives sont sensibles et/ou saignent !

Les gencives font partie du parodonte, les tissus de soutien de la dent. Un problème parodontal, en plus d'être douloureux, peut entraîner déchaussement, perte de dents, septicémie... La sensibilité parodontale est une inflammation des gencives due à l'accumulation de plaque dentaire qui peut ne pas être correctement éliminée par les soins dentaires quotidiens (brossage, fil dentaire, bains de bouche). Elle durcit et se transforme en tartre qui provoque l'inflammation : la gingivite. La gencive est alors enflammée, rouge vif et gonflée.

Le gel d'aloès sur les gencives

Le gel d'aloès est anti-inflammatoire, antiseptique et cicatrisant. Il protège les gencives et aide à stopper l'accumulation de plaque dentaire.

Un bain de bouche régulier au gel d'aloès contribue ainsi à la réduction du tartre et de l'inflammation gingivale, cicatrise les gencives irritées et réduit les saignements. Utilisez un gel d'aloès 100 % bio et naturel.

Il existe aussi des dentifrices au gel d'aloès (sans aloïne).

MON GEL D'ALOÈS DIY

Si vous avez un aloès en pot, il vous suffit de prélever le gel translucide contenu à l'intérieur de la feuille. Mais **attention à l'aloïne**, une substance contenue dans le latex de la partie externe de la feuille d'aloès, il est potentiellement toxique et peut provoquer des diarrhées, des crampes abdominales ou d'autres troubles. Il n'est pas contenu dans le gel mais peut le contaminer. Par précaution, si vous l'extrayez vous-même de la feuille, n'utilisez que le gel du cœur de la feuille.
Vérifiez sur les produits que vous utilisez qu'ils ne contiennent pas d'aloïne.

J'ai un aphte ou une blessure dans la bouche

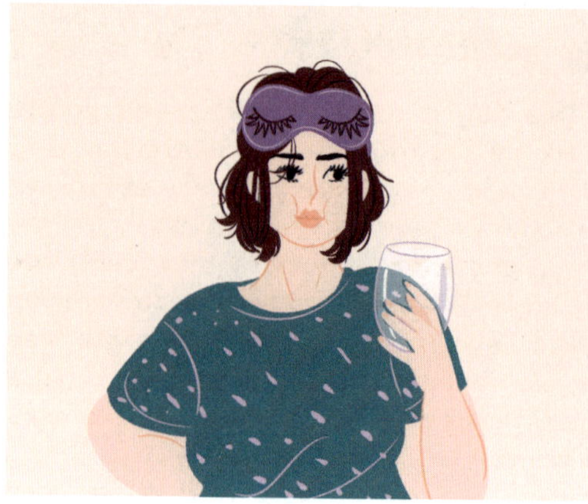

Petits ulcères blanchâtres sur les gencives, sous la langue ou à l'intérieur des joues, les aphtes sont gênants et douloureux mais bénins, et leur origine demeure inconnue. Ils guérissent spontanément, le soin repose sur le soulagement des symptômes. Des facteurs alimentaires, comme une réaction d'intolérance aux noix ou au gruyère, ou psychologiques, à la suite d'un stress, peuvent être en cause.

Les hydrolats désinfectants en bains de bouche

Antiseptique et antalgique, l'hydrolat de laurier noble permet de soulager les aphte mais aussi les gingivites. Antibactérien, antiviral et antifongique, il aide à lutter contre toutes sortes d'infections au niveau buccal. Il agit sur le phénomène inflammatoire et calme les douleurs dentaires.

EN BAINS DE BOUCHE

Effectuez-en avec de l'hydrolat de laurier noble pur plusieurs fois par jour.

EN APPLICATION LOCALE

Vous pouvez aussi appliquer une goutte d'HE de laurier noble (*Laurus nobilis*) directement avec un Coton-Tige 2 ou 3 fois par jour pour soulager un gros aphte douloureux.

J'ai mal aux dents

Une névralgie dentaire est une douleur vive causée par l'inflammation de la pulpe dentaire, l'atteinte d'un nerf, conséquences d'une carie ou d'un abcès. Elle est irradiante jusqu'au niveau du visage, souvent d'un seul côté, et aggravée par la position couchée. La douleur peut apparaître avec des températures froides ou chaudes, lors du brossage de dents ou d'un contact avec des aliments sucrés ou acides.

L'HE de girofle, mon soin express

Antalgique, l'HE de clou de girofle (*Syzygium aromaticum*) possède une action sur la fibre nerveuse impliquée dans la douleur inflammatoire de la pulpe dentaire. C'est également un antibactérien puissant sur de nombreux germes pathogènes présents dans la flore buccale.

EN APPLICATION LOCALE

Pour soulager les rages de dents liées à des caries ou à des abcès dentaires : appliquez 1 ou 2 gouttes sur la gencive ou à proximité de la zone douloureuse du bout des doigts ou à l'aide d'un Coton-Tige, jusqu'à 5 fois par jour, jusqu'à disparition de la douleur. Lavez-vous bien les mains après l'application en cas de contact direct.

LES SOINS DE MES ONGLES

L'ongle est un phanère, une structure épidermique apparente comme les poils, les plumes, les écailles, les griffes ou les dents. Il est fabriqué dans la matrice unguéale, où se multiplient les cellules qui se chargent en kératine, la structure solide de l'ongle. C'est ce processus de kératinisation qui induit la pousse en continu de l'ongle d'environ 3 mm par mois pour les mains et de 1,5 mm par mois pour les pieds.

Mes routines pour prendre soin de mes ongles

On peut les hydrater régulièrement en insistant au niveau des cuticules avec une huile de ricin, de coco ou d'abricot par exemple, en prenant le temps de bien faire pénétrer et en massant la peau sur toutes les zones autour de l'ongle.

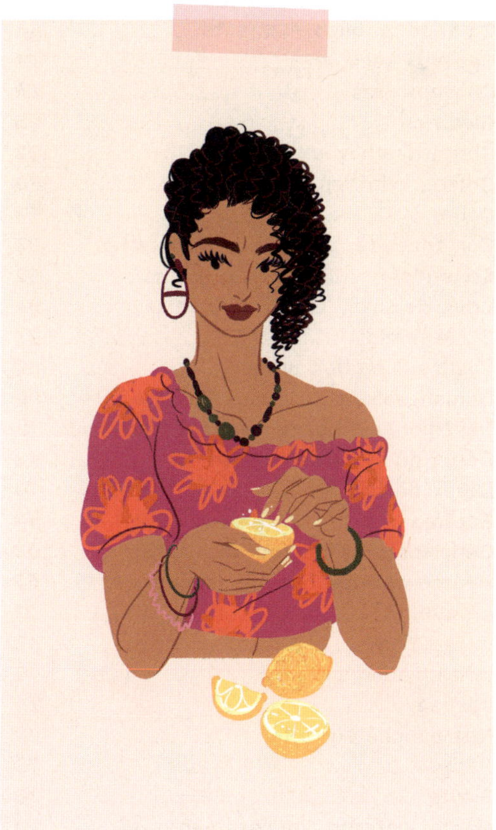

EN PRATIQUE

Pour les ongles un peu jaunis, une astuce consiste à frotter le bout des ongles avec du citron pour les blanchir.

En cas d'ongles cassants, on peut préparer un mélange avec une noisette d'huile végétale à laquelle on ajoute 3 gouttes d'essence de citron (*Citrus limonum*) qui aide à régénérer les ongles en améliorant la circulation sanguine et la mobilisation des nutriments.

Pour les mycoses des ongles, les HE antifongiques de tea tree (*Melaleuca alternifolia*) et de palmarosa (*Cymbopogon martini*) sont incontournables (voir p. 94), à appliquer directement sur l'ongle touché.

INDEX DES PRINCIPAUX MAUX MENTIONNÉS DANS L'OUVRAGE

INDEX DES PRINCIPALES HUILES ESSENTIELLES MENTIONNÉES DANS L'OUVRAGE

CARNET D'ADRESSES

Le site de l'auteur

Vous pourrez y découvrir ses parutions, une galerie de photos de plantes médicinales et des informations sur les plantes : http://virginiepeytavi.e-monsite.com

Mes petites boutiques en ligne préférées

Pour acheter des plantes bio sèches ou transformées (teintures, HE, Hydrolats, etc.)

https://www.comptoirdherboristerie.com
https://herboristerie-fleurentin.fr
https://legattilier.com
https://www.fermedesaussac.fr
https://www.herboristerie.com
http://oleonagre.fr
https://www.essenciagua.fr

Sites d'informations sur les plantes médicinales et les HE

https://www.altheaprovence.com
https://www.creapharma.ch/plante_medicinale.htm
http://www.lepetitherboriste.net
https://www.pranarom.fr
https://doctonat.com
http://www.wikiphyto.org/wiki/Accueil
https://www.santescience.fr

BIBLIOGRAPHIE

Du même auteur

55 plantes médicinales dans mon jardin, éd. Terre vivante.
Ma phyto au féminin, éd. Jouvence
Sportif au naturel : de la performance à la récupération, éd. Jouvence
Retrouver le calme et le sommeil avec les plantes médicinales et les huiles essentielles, éd De Boeck Sup.
Prendre soin de mes enfants avec les plantes médicinales et les huiles essentielles, éd De Boeck Sup.

Autres ouvrages

Andrianne Philippe, *La Gemmothérapie. Médecine des bourgeons*, éd. Amyris.
Avramov Yvan, *Ces précieuses plantes de Méditerranée*, éd. Edisud.
Baudoux Dominique, *L'Aromathérapie, se soigner par les huiles essentielles*, éd. Amyris.
Boisvert Clotilde, *100 plantes et remèdes naturels*, éd. de la Martinière.
Bosson Lydia, Dietz G. *L'hydrolathérapie*, éd. Amyris.
Cieur Christine, *La Pharmacie familiale au naturel*, éd Edisud.
Enders Giulia, *Le Charme discret de l'intestin*, éd. Actes Sud.
Géa Arnaud, Bannel Philippe, *Physiologie et huiles essentielles*, éd. Dunod.
Lieutaghi Pierre, *Le Livre des bonnes herbes*, éd Actes sud
Maison Jean, *Herboriste*, éd. Les imprimeurs corréziens.
Morel Jean-Michel., *Traité pratique de phytothérapie*, éd. Grancher.
Paume Marie-Claude. *Sauvages et médicinales,* éd Edisud
Roux-Sitruk Danielle et Scimeca Daniel, *Le Dictionnaire des huiles essentielles*, éd. Alpen.
Willem Jean-Pierre, *Les Huiles essentielles, médecine d'avenir*, éd. Dauphin.

REMERCIEMENTS

Je remercie ceux qui œuvrent à préserver les connaissances et à poursuivre la recherche des potentiels thérapeutiques des végétaux, notamment à travers une argumentation scientifique. Ceux qui se battent pour le renouveau des usages et de la pratique de la phytothérapie en général et du métier d'herboriste en particulier. Ceux qui contribuent à la diffusion des informations et des modes d'utilisation de la phytothérapie au plus grand nombre possible. Je tiens aussi à rendre hommage au Dr Paul Goetz.

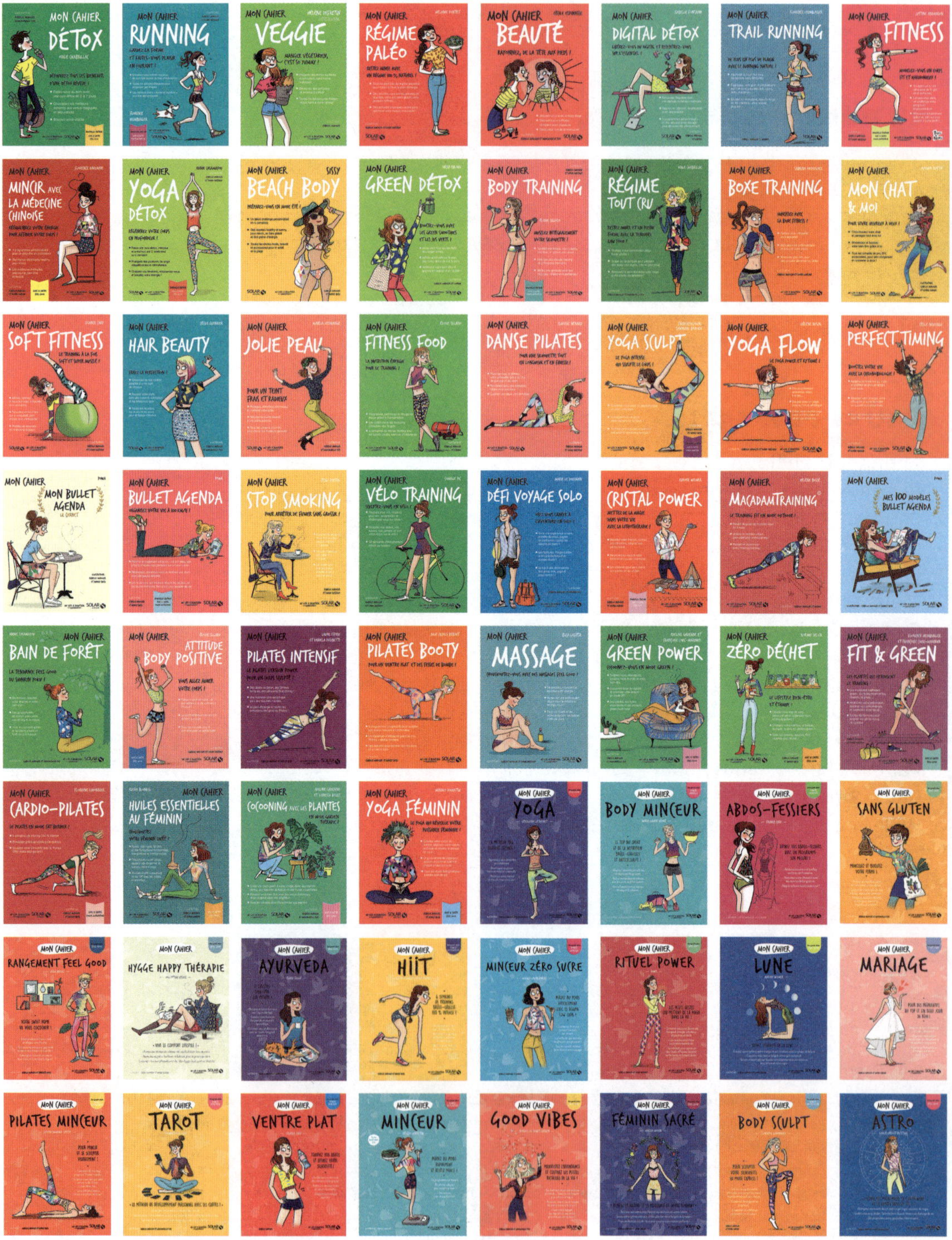
MON CAHIER DÉTOX
MON CAHIER RUNNING
MON CAHIER VEGGIE
MON CAHIER RÉGIME PALÉO
MON CAHIER BEAUTÉ
MON CAHIER DIGITAL DÉTOX
MON CAHIER TRAIL RUNNING
MON CAHIER FITNESS
MON CAHIER MINCIR AVEC LA MÉDECINE CHINOISE
MON CAHIER YOGA DÉTOX
MON CAHIER BEACH BODY
MON CAHIER GREEN DÉTOX
MON CAHIER BODY TRAINING
MON CAHIER RÉGIME TOUT CRU
MON CAHIER BOXE TRAINING
MON CAHIER MON CHAT & MOI
MON CAHIER SOFT FITNESS
MON CAHIER HAIR BEAUTY
MON CAHIER JOLIE PEAU
MON CAHIER FITNESS FOOD
MON CAHIER DANSE PILATES
MON CAHIER YOGA SCULPT
MON CAHIER YOGA FLOW
MON CAHIER PERFECT TIMING
MON CAHIER MON BULLET AGENDA
MON CAHIER BULLET AGENDA
MON CAHIER STOP SMOKING
MON CAHIER VÉLO TRAINING
MON CAHIER DÉFI VOYAGE SOLO
MON CAHIER CRISTAL POWER
MON CAHIER MACADAMTRAINING
MON CAHIER MES 100 MODÈLES BULLET AGENDA
MON CAHIER BAIN DE FORÊT
MON CAHIER ATTITUDE BODY POSITIVE
MON CAHIER PILATES INTENSIF
MON CAHIER PILATES BOOTY
MON CAHIER MASSAGE
MON CAHIER GREEN POWER
MON CAHIER ZÉRO DÉCHET
MON CAHIER FIT & GREEN
MON CAHIER CARDIO-PILATES
MON CAHIER HUILES ESSENTIELLES AU FÉMININ
MON CAHIER COCOONING AVEC LES PLANTES
MON CAHIER YOGA FÉMININ
MON CAHIER YOGA
MON CAHIER BODY MINCEUR
MON CAHIER ABDOS-FESSIERS
MON CAHIER SANS GLUTEN
MON CAHIER RANGEMENT FEEL GOOD
MON CAHIER HYGGE HAPPY THÉRAPIE
MON CAHIER AYURVEDA
MON CAHIER HIIT
MON CAHIER MINCEUR ZÉRO SUCRE
MON CAHIER RITUEL POWER
MON CAHIER LUNE
MON CAHIER MARIAGE
MON CAHIER PILATES MINCEUR
MON CAHIER TAROT
MON CAHIER VENTRE PLAT
MON CAHIER MINCEUR
MON CAHIER GOOD VIBES
MON CAHIER FÉMININ SACRÉ
MON CAHIER BODY SCULPT
MON CAHIER ASTRO

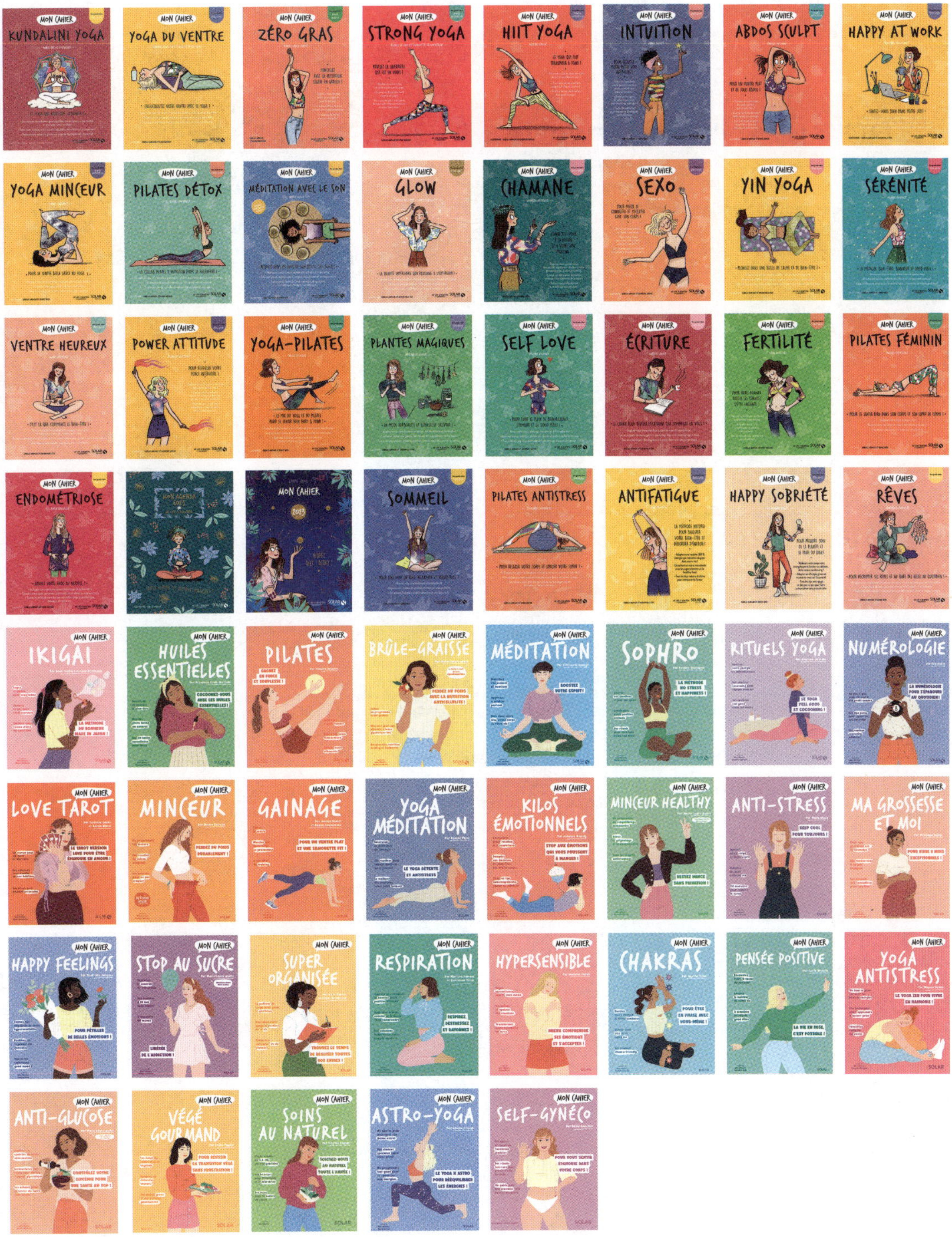
MON CAHIER KUNDALINI YOGA
MON CAHIER YOGA DU VENTRE
MON CAHIER ZÉRO GRAS
MON CAHIER STRONG YOGA
MON CAHIER HIIT YOGA
MON CAHIER INTUITION
MON CAHIER ABDOS SCULPT
MON CAHIER HAPPY AT WORK
MON CAHIER YOGA MINCEUR
MON CAHIER PILATES DÉTOX
MON CAHIER MÉDITATION AVEC LE SON
MON CAHIER GLOW
MON CAHIER CHAMANE
MON CAHIER SEXO
MON CAHIER YIN YOGA
MON CAHIER SÉRÉNITÉ
MON CAHIER VENTRE HEUREUX
MON CAHIER POWER ATTITUDE
MON CAHIER YOGA-PILATES
MON CAHIER PLANTES MAGIQUES
MON CAHIER SELF LOVE
MON CAHIER ÉCRITURE
MON CAHIER FERTILITÉ
MON CAHIER PILATES FÉMININ
MON CAHIER ENDOMÉTRIOSE
MON AGENDA
MON CAHIER
MON CAHIER SOMMEIL
MON CAHIER PILATES ANTISTRESS
MON CAHIER ANTIFATIGUE
MON CAHIER HAPPY SOBRIÉTÉ
MON CAHIER RÊVES
MON CAHIER IKIGAI
MON CAHIER HUILES ESSENTIELLES
MON CAHIER PILATES
MON CAHIER BRÛLE-GRAISSE
MON CAHIER MÉDITATION
MON CAHIER SOPHRO
MON CAHIER RITUELS YOGA
MON CAHIER NUMÉROLOGIE
MON CAHIER LOVE TAROT
MON CAHIER MINCEUR
MON CAHIER GAINAGE
MON CAHIER YOGA MÉDITATION
MON CAHIER KILOS ÉMOTIONNELS
MON CAHIER MINCEUR HEALTHY
MON CAHIER ANTI-STRESS
MON CAHIER MA GROSSESSE ET MOI
MON CAHIER HAPPY FEELINGS
MON CAHIER STOP AU SUCRE
MON CAHIER SUPER ORGANISÉE
MON CAHIER RESPIRATION
MON CAHIER HYPERSENSIBLE
MON CAHIER CHAKRAS
MON CAHIER PENSÉE POSITIVE
MON CAHIER YOGA ANTISTRESS
MON CAHIER ANTI-GLUCOSE
MON CAHIER VÉGÉ GOURMAND
MON CAHIER SOINS AU NATUREL
MON CAHIER ASTRO-YOGA
MON CAHIER SELF-GYNÉCO

Direction : Didier Férat
Directrice éditoriale : Lama-Younès-Corm
Directrice de collection : Juliette Collonge
Édition : Gwladys Greusard
Correction : Michèle Aguignier
Création de la couverture et de la maquette intérieure : a:m studio
Adaptation de la maquette intérieure
et mise en pages de la couverture : Stéphanie Brepson
Rabats : Sophie Delannoy
Mise en pages : Nord Compo
Fabrication : Laurence Duboscq

ISBN : 978-2-263-18371-3
Code éditeur : L18371
Dépôt légal : septembre 2023

Imprimé en France par :
Estimprim
ZI la Craye, 25110 Autechaux

@solar_editions
@SolarEditions

Solar, un département d'Édi 8
92, avenue de France, 75013 Paris